류마티스 전문의가 만든 관절염 정복 길잡이

쉽게 이해하고 치료하는
류마티스

이 충 원 저

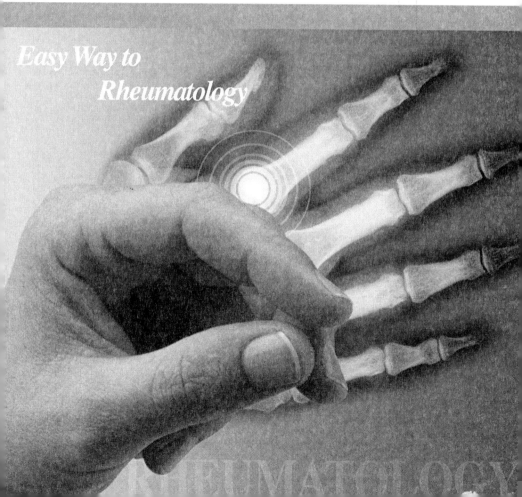

Easy Way to
Rheumatology

·류마티스 전문의가 만든 관절염 정복 길잡이·

쉽게 이해하고 치료하는
류마티스

이충원

이 충 원

의학박사

부산대학교 의과대학 졸업
내과전문의 · 류마티스 분과 전문의

▌연세의과대학 신촌 세브란스병원
　류마티스 내과 전임의 과정수료

▌미국 앨라배마 주립대학
　면역학 및 류마티스내과에서 2년간
　류마티스관절염의 원인규명 연구에 참여

▌14년간 침례병원 류마티스센터 소장 역임

현재 이충원뉴마내과의원 원장으로
류마티스 질환 치료에 전념하고 있습니다.

저서 및 논문 | 1. 류마티스 질환 진단과 치료 2. 교과서 [류마티스 학](공저)
　　3. 류마티스관절염 완치 설명서 (공저) 4. 류마티스 질환 진단프로그램
　　5. 논문 국외 저널[9편] 국내 저널[39편]

류마티스 질환을
환자가 이해하고 의사가 진단하고 치료하기는
결코 쉽지 않는 질환입니다.

14년 전에 출간한 초판 책을 통하여
환자와 의사가 좀 더 가까워 질 수 있었습니다.
그동안 새롭게 변한 진단과 치료법뿐만 아니라
가장 자주 마주치는 15가지 류마티스 질환을
소개드리고자 합니다.

류마티스 질환은 대표적 만성 질환으로
환자와 의사와 가족이 함께 이해하고
한 팀이 되어 치료해야 되는 질환입니다.

환자가 먼저 자기 질환을 잘 이해하고 의사에게
상담 받고 제2의 의사인 가족도 잘 이해하고 협조해
준다면 몇 배의 만족과 완치의 기쁨을 누릴 수 있습니다.

이 책을 통해서 환자-의사-가족이 모두 만족하시기를
바랍니다.

이 충 원 드림

Content

1장 류마티스관절염

◉ 류마티스관절염이란?

 류마티스관절염은 여러 관절을 침범하여 관절염을 일으키는 원인불명의 진행성 염증질환입니다. 초기에는 관절의 활막에 염증을 일으키고 점차 주위 연골과 뼈까지 침범하여 관절의 파괴와 변형을 초래합니다. 관절 외에 피부 아래 결절(혹), 폐섬유증, 혈관염을 초래하기도 하고 미열, 피로, 체중감소 등을 보이는 질환입니다.

 전체 인구의 0.5-1%가 류마티스관절염으로 고생하고 있으며 남자보다 여자에서 3-5배 정도 많이 발생합니다. 주로 30대와 40대에 많이 발생하나 젊은 연령층에서도 발생할 수 있습니다. 류마티스관절염은 일단 한번 시작하면 관절 연골을 비롯하여 뼈까지 파괴되어 결국 관절의 기능을 잃게 됩니다.

 류마티스관절염은 병이 시작되고 2년 이내에 대부분의 관절 조직이 파괴된다고 합니다. 따라서 초기에 관절염이 진행되는 것을 억제하는 것이 중요합니다.

◉ 원인

```
• 유전적 요인
• 환경적 요인
• 세균
```

원인은 확실하지 않으나 유전적 요인이 있는 사람에게서 발병하는 것은 확실합니다. 여기서 유전적 요인이라고 하는 것은 특정한 사람 백혈구항원 유전자(HLA-DR4)를 가지고 있다는 뜻입니다.

사람백혈구항원(HLA)은 우리 몸에서 면역기능을 담당하고 있는 T-림프구가 우리 몸에 이물질이 침입할 경우 특정한 항원을 인식할 때에 필요한 물질입니다. 하지만 유전자의 대부분이 일치하는 일란성 쌍생아에서 류마티스관절염의 일치율은 15-34% 정도이기 때문에 다른 요인이 관여될 것으로 추정합니다.

환경적인 요인으로 알려진 것들 중에 가장 강력한 위험인자는 흡연입니다. 흡연은 자가항체 생성 및 염증성 시토카인 발생에도 영향을 미치기 때문에 관절염 발병뿐만 아니라 임상 경과에도 악영향을 미칩니다. 여성에서 잘 발생하여 여성 호르몬이 관여할 것으로 추정하고 있습니다.

다른 원인으로 각종 세균과 바이러스 등이 거론되고 있습니다. 만성치주염과 류마티스관절염 발병이 연관되어 있고 치주염을 일으키는 세균이 발병을 한 원인으로 보고 있습니다. 그 외에 발병에 영향을 주는 바이러스도 있습니다.

이상을 종합하면 어느 한 원인이 류마티스관절염을 유발시키기 보다는 다양한 원인들이 복합적으로 작용하여 류마티스관절염을 유발시키는 것으로 알려져 있습니다. 환경적 요인은 교정이 가능하기 때문에 발병의 예측과 예방을 위해 중요합니다.

● 증상과 징후

다음과 같은 경우에는 류마티스관절염이 발생하였을 가능성이 높으므로 진찰을 요합니다.

- 손과 발의 관절이 붓고 아프다.
- 아침에 관절이 한 시간 이상 뻣뻣하다.
- 오른쪽 및 왼쪽 관절이 붓고 아프다.
- 오후에 피로하며 미열이 있는 것 같다

〈초기증상〉

관절염으로 인한 관절통과 관절부종입니다. 아침에 손이 경직되는 "아침경직"으로 시작되기도 합니다. 이런 아침경직이 보통 한 시간 이상 지속되는 것이 흔합니다.

대부분에서는 여러 관절에서 관절염이 서서히 진행하여 몇 주씩 지속되지만 일부(20%)에서는 한두 개 관절에서 돌발적으로 발생하거나 관절염이 완화와 악화를 반복하기도 합니다.

11

류마티스관절염과 다른 관절염과의 제일 중요한 차이점은 어떤 종류의 관절에 염증이 생기는가 하는 점입니다.

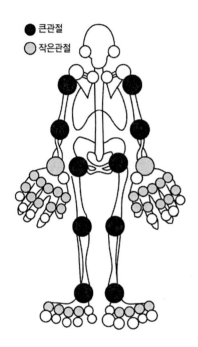

● 큰관절
◯ 작은관절

류마티스관절염은 특히 손과 발의 작은 관절에 좌우 대칭적으로 발생하는 것이 특징입니다. 보통 손목과 손가락에 잘 생기지만 손톱 가까운 마디는 엄지손가락을 제외하고는 잘 생기지 않습니다.

류마티스관절염은 손목과 손가락 관절 외에도 팔꿈치, 어깨, 목, 턱, 엉덩이, 무릎, 발목, 발가락 등에도 자주 생길 수 있습니다.

그러나 류마티스관절염에서는 목뼈를 제외하고는 척추뼈 관절에 염증이 오는 경우는 매우 드뭅니다[그림].

관절에 염증이 생기면 관절이 빨갛게 부어오르며, 그 부위에 압박을 주면 통증을 느끼고, 심한 경우에는 건드리지 않아도 통증을 느끼며, 관절을 움직이기에도 힘이 듭니다.

이런 증상이 6주 이상 지속되는 경우 더욱 가능성이 높습니다.

〈전신증상〉

류마티스관절염으로 관절에 염증이 심한 사람들은 때때로 쉽게 피로감을 느끼며 감기에 걸린 것처럼 기분이 나쁠 때가 있습니다. 이러한 증상을 류마티스관절염의 전신증상이라고 말합니다. 즉 관절 이외에 나타나는 전신적인 문제들입니다.

어떤 사람들은 체중이 감소하는 경우도 있으며, 식욕이 떨어지기도 하고, 기운이 빠지며, 전신이 얻어맞은 것 같은 느낌도 들며, 때로는 열이 나기도 합니다. 류마티스관절염으로 인해서 빈혈 즉 우리 혈액에 적혈구 수가 감소하게 되는 현상도 일어날 수 있습니다.

어떤 사람들은 팔꿈치처럼 뼈가 튀어나온 부위에 몽우리가 생기는데 이를 류마티스 결절이라고 합니다. 이는 혈액 속에 있는 류마티스 인자와 밀접한 관계가 있습니다.

류마티스관절염을 앓고 있는 환자들 중에 드물지만 심장과 폐를 싸고 있는 막(심낭 혹은 흉막이라 합니다)에 염증이 생겨 심낭염, 늑막염이 생길 수도 있으며 폐렴이 생기는 경우도 있습니다.

또 류마티스관절염 환자들은 흔히 입에 침이 마르고 눈물이 잘 안나와서 눈이 뻑뻑하다고 하는데 이것을 건조증이라 하며 이는 침샘과 눈물샘에 염증이 생기기 때문입니다.

드물게는 피부, 신경, 내장에 있는 혈관에도 염증이 발생하기도 합니다. 그러나 류마티스관절염 환자에서 주로 발생하는 문제는 물론 관절의 염증입니다.

● 항체 및 혈액검사

환자들에서 류마티스인자라고 불리는 검사가 양성으로 나타납니다. 류마티스인자는 흔히 류마티스 혈액검사로 불리고 있습니다. 그런데

이 류마티스 혈액검사에 대하여 잘못 알고 있는 것이 있습니다. 류마티스인자가 혈액검사에 나타난다고 해서 모두 류마티스관절염이라고 믿고 있다는 것입니다.

그러나 혈액 검사에 양성이라고 해서 류마티스관절염으로 진단할 수 있는 것도 아니고 또 류마티스관절염에서도 류마티스인자가 나타나지 않는 경우가 있습니다. 류마티스관절염 환자 10명 중 7-8명에만 혈액 검사가 양성으로 나타납니다. 반면에 정상인이지만 혈액검사에 양성인 사람이 전체의 5%가량 되며 나이가 들수록 양성률이 더 많습니다.

반면에 항CCP항체는 류마티스인자보다 정확성이 훨씬 높으며 질병 초기부터 양성입니다. 이 두 항체가 모두 양성이고 역가가 높으면 류마티스관절염 가능이 매우 높고 예후도 나쁩니다.

혈액검사에서 다른 질환과 다르게 급성반응단백이 증가합니다. 급성반응단백인 C반응단백(CRP)와 적혈구침강속도(ESR)의 상승을 의미합니다. 급성반응단백은 류마티스관절염의 진단, 활동도 평가, 관해 판정에 중요한 지표가 됩니다.

그 외 빈혈, 백혈구 및 혈소판 증가가 있습니다.

● 단순 X선 검사

류마티스관절염의 초기에는 X선 검사가 정상이지만 병이 점차 진행되면 X선 검사에서 이상소견이 보입니다. 따라서 류마티스관절염이라고 하는데 X선 검사는 정상이라는 말을 이상하게 생각할 필요는 없습니다. 병이 진행하면 2년 이내 관절 주변의 골결핍, 골미란, 관절간격 협소, 관절강직을 보이게 됩니다.

◉ 초음파 검사

단순 X선 검사에서는 연부조직의 변화와 조기 골미란을 찾을 수 없다는 단점을 초음파가 해결해 줍니다. 류마티스관절염의 초기 병변인 윤활막의 증식, 힘줄의 변화, 작은 골미란을 찾을 수 있습니다.

◉ 진단

> 1. 한 시간 이상 아침경직이 지속
> 2. 관절염이 3군데 이상 발생
> 3. 손목을 포함하여 손가락에 관절염이 발생
> 4. 관절염이 오른쪽 왼쪽 대칭적으로 발생
> 5. 피부아래 결절(혹)이 있는 경우
> 6. 혈액검사에서 류마티스인자가 양성
> 7. X선 검사에서 이상소견
>   (위에서 1~4번은 6주 이상 지속되어야 함)

위의 진단항목 7가지 사항 중 4가지 이상이 니타나면 류마티스관절염이라고 진단합니다. 이 진단법은 정확성은 높지만 조기 진단이 어렵다는 단점이 있습니다.

조금 더 조기에 류마티스관절염을 진단하려면 새로운 진단법을 이용하면 좋습니다.

총 점수가 6점 이상이면 진단 가능합니다.

침범된 관절	점수
큰 관절 1개	0
큰 관절 2-10개	1
작은 관절 1-3개	2
작은 관절 4-10개	3
10개 이상 관절 (적어도 1개 이상의 작은 관절 포함)	5

혈청 검사	
류마티스인자와 항CCP항체 음성	0
류마티스인자 또는 항CCP항체 약양성	2
류마티스인자 또는 항CCP항체 강양성	3

급성반응단백	
정상 C반응단백과 정상 ESR	0
비정상 C반응단백 또는 비정상 ESR	1

증상 지속 기간	
6주 이내	0
6주 이상	1

● 약물치료

- 비스테로이드항염제(NSAIDs)
- 부신피질 스테로이드
- 항류마티스약제(DMARDs)
- 생물학적제제(biologic agents)
- 표적항류마티스약제(ts DMARD)

정확한 원인이 밝혀지기 전까지는 류마티스관절염을 근본적으로 치료하기는 어렵다고 생각됩니다.

치료의 근본 목적은 관해입니다.

류마티스관절염의 관해 정도는 20%입니다. 조기에 진단하고 조기에 치료를 시작하면 관해의 확률은 더욱더 높아집니다. 관해란 어느 시점에서든지 한 개 이하의 관절의 압통과 부종, 정상 급성반응단백, 환자의 전반적 평가가 매우 좋은 경우를 뜻합니다.

관해가 어려우면 통증을 없애고 염증을 감소시키며, 관절의 손상이 더 이상 일어나지 않게 하고 관절의 기능을 호전시켜서 환자가 편안하고 독립적으로 생활할 수 있도록 도와주는 것입니다. 일정한 약물을 복용하면서 일상생활에 큰 불편이 없도록 염증이 잘 조절되는 상태는 70-80%에서 가능하다고 봅니다.

류마티스관절염은 발생 1-2년 이내에 대부분 골파괴가 일어나기 때문에 이 시기 이내에 진단과 치료를 해야 완전한 관해가 가능하므로 정확한 진단과 조기 치료가 매우 중요합니다.

조기에 발견하여 부작용이 적으면서도 효과적인 약으로 치료하는 것이 옳은 치료 방법입니다.

다음은 류마티스관절염에 흔히 사용되는 약제에 관하여 설명하도록 하겠습니다. 환자가 이 약물에 대하여 잘 알아야 의사의 지시도 잘 따를 수 있으며 불필요한 부작용으로 고생하지 않게 됩니다.

〈비스테로이드항염제〉

아스피린과 유사한 작용을 하여 염증을 치료하는 약제로서 부신피질 스테로이드(우리 몸에서 만들어지는 코티손이라고 하는 스테로이드 호르몬과 유사한 약으로서 염증을 가라앉히는 효과가 우수함)가 포함되어 있지 않다고 해서 붙여진 이름입니다. 지금까지 소개된 것만해도 수십 가지가 넘으며 아스피린과 마찬가지로 통증과 염증을 감소시켜줍니다

아스피린보다는 위장 장애가 적다고 알려져 있지만 이 약제들의 가장 큰 부작용도 위장 장애로 그 중 위출혈이 가장 심각한 부작용입니다. 그래서 때로는 이러한 부작용을 치료 또는 예방하기 위하여 **프로톤펌프억제제**(PPI) 또는 미조프로스톨을 같이 복용할 때도 있습니다.

어떤 비스테로이드항염제가 제일 좋다고는 말할 수 없고 다만 개개인에게 사용하여 보았을 때 효과가 큰 약이 제일 좋습니다. 즉 개개인에 따라서 효과적인 약이 다를 수 있습니다.

아스피린을 포함해서 비스테로이드항염제는 작용이 비슷해서 한 종류만 사용하지 두 가지 이상을 함께 사용하지는 않습니다. 혈액이 응고되는 것을 저해하기 때문에 수술 전에는 약 1주일 정도 투약을 중지하고 수술을 하는 것이 좋습니다.

고혈압이나 당뇨병 혹은 항응고제를 복용중인 환자는 의사에게 반드시 이 사실을 알려야 합니다.

위출혈 및 위궤양을 방지하면서 항염증 역할을 하는 새로운 비스테로이드항염제인 COX-2 선택억제제가 있습니다. 염증에 관여하는 COX-2효소만 선택적으로 억제하고 정상 생체작용에 필요한 COX-1 효소를 보호하는 약제로써 **세레콕시브, 에토리콕시브**가 대표적인 약물입니다. 이 항염증제는 위궤양 및 위출혈의 빈도를 현저히 감소시킬 수 있고 수술 전후에 투약을 중단할 필요가 없습니다. 하지만 위장장애 증상은 있을 수 있고 부종과 혈압상승, 뇌심장혈관질환과 같은 부작용은 여전히 있습니다.

〈부신피질 스테로이드〉

류마티스관절염 환자에 부신피질 스테로이드(코티손, 프레드니솔론, 덱사메타손 등)을 사용해야 하느냐 하는 문제는 아직도 많은 논란이 있습니다. 부신피질 스테로이드를 사용하면 류마티스관절염 환자들의 증세가 놀랍도록 좋아지기는 하지만 이 약을 수개월 혹은 수년 동안 장기간 사용하는 경우에는 시간이 지날수록 약효가 약해질 수 있고 또 여러 가지 심각한 부작용이 발생하는 점을 알아야 합니다.

부신피질 스테로이드로 인한 부작용들은 피부에 멍이 잘 들고, 뼈가 약해지는 골다공증이 생기며, 체중이 늘고, 얼굴이 둥글게 되며, 병균에 대한 저항력이 떨어지고, 눈의 수정체가 뿌옇게 되는 백내장과 당뇨병, 고혈압 등입니다.

부신피질 스테로이드의 효과와 부작용의 정도는 약을 얼마나 많이 복용하는가에 따라서 결정됩니다. 따라서 치료 효과를 낼 수 있는 가장 적은 용량을 사용하면서 가장 적은 부작용이 나타나게 약을 투여하는 것이 중요합니다.

일반적으로 하루 10mg 이하의 부신피질 스테로이드(**프레드니솔론**)을 사용하면 류마티스관절염 환자의 증상이 조절되고 부작용도 그리 크지 않습니다. 그러나 부신피질 스테로이드만으로 류마티스관절염을 장기적으로 치료하여서는 안 됩니다. 부신피질 스테로이드를 장기적으로 복용하는 환자는 누구든지 전문의의 정밀한 검사를 주기적으로 받아야 하며 칼슘과 비타민 D의 복용 등 적절한 조치를 취해야만 합니다.

부신피질 스테로이드를 장기간 복용하게 되면 우리 몸에서 부신피질호르몬이 생성되는 능력에 지장이 옵니다. 따라서 수술을 받거나 스트레스를 많이 받는 경우처럼 부신피질호르몬이 많이 필요하게 되는 경우에는 몸 안에서 만들어 낼 능력이 없으므로 더 많이 투여하여야 합니다.

따라서 갑자기 부신피질호르몬의 복용량을 줄이거나 중단하는 것은 위험합니다. 담당의사와 상의 없이 부신피질 스테로이드를 증량하는 것도 위험합니다. 부신피질호르몬의 양을 증가하고 감소시키는 것은 항상 담당의사와 상의해야 합니다.

부신피질 스테로이드를 관절에 주사하는 경우도 있습니다. 특별히 악화될 때마다 반복적으로 심한 염증을 보이는 관절이나, 한두 관절에 국한된 관절의 염증에는 효과적으로 이용될 수 있습니다. 직접 관절내에 주사하는 이유는 매일 복용해서 생기는 부작용을 줄이는 동시에 관절내의 약물 농도를 높이자는 것입니다. 그러나 이 주사도 너무 자주 혹은 한 관절에 여러번 주사하면 해로울 수 있습니다.

〈항류마티스약제〉

류마티스관절염을 완치시킬 수는 없지만 진행 속도를 늦추거나 어느 시점에서나 질병 활성도가 없는 완전 관해에 도달할 수 있습니다. 이러한 목적으로 사용되는 약물들을 항류마티스약제라고 합니다.

메토트렉세이트 : 1980년대 중반부터 류마티스관절염 치료에 가장 많이 사용되고 있습니다. 가장 큰 장점은 이전에 사용했던 금제제보다 효과가 빨리 나타나고, 10년 가까이 장기간 투약을 하여도 내성이 생기지 않고 여전히 약효가 있다는 점입니다.

메토트렉세이트는 일주일에 한 번씩만 경구복용 혹은 주사를 맞으면 되기 때문에 간편합니다. 금 주사와는 달리 메토트렉세이트는 6-12개월이 지나도 약의 양을 줄이지 않고 계속 일주일 단위로 투여하여야 합니다.

메토트렉세이트는 원래 항암제로 개발되었습니다. 그러나 암환자에 비하면 류마티스관절염 환자에서는 아주 소량만을 사용하기 때문에 암 치료시에 나타나는 부작용도 없을 뿐 이니라 암을 일으키지도 않습니다. 메토트렉세이트는 간질환, 콩팥질환, 폐나 심장의 질환이 없는 사람들에서는 비교적 안전하게 사용할 수 있는 약입니다.

메토트렉세이트를 복용하는 사람들 중 일부는 간에 손상을 줄

수 있으므로 술을 금하거나 마시더라도 소량만 마시는 것이 좋습니다. 간조직 검사를 해서 간에 손상이 없다는 것을 확인하도록 권장하기는 하지만 꼭 필요한 것은 아닙니다. 그러나 메토트렉세이트를 복용하는 중에는 정기적으로 혈액검사를 통한 간기능 검사와 혈구숫자 검사를 해야 합니다.

메토트렉세이트의 주된 작용은 핵산의 엽산합성 억제입니다. 이로 인해 엽산결핍을 초래하여 거대적아구성 빈혈과 산모에서는 기형아를 유발합니다. 따라서 빈혈을 예방하기 위해 반드시 엽산을 매일 함께 복용해야 합니다.

메토트렉세이트의 다른 흔한 부작용인 구내염, 위장 장애와 간혹 나타나는 폐렴이 있습니다. 한마디로 메토트렉세이트는 류마티스관절염의 치료에 효과적이며 매우 중요한 약제입니다. 그러나 신장, 폐, 간이 나쁜 사람들은 이 약제를 사용하면 심각한 부작용이 나타나므로 특별히 주의가 필요합니다.

또 한가지 주의할 점은 메토트렉세이트가 태아에게 기형을 초래할 수도 있다는 점입니다. 따라서 메토트렉세이트를 복용중인 여성은 반드시 임신하기 3개월 이전부터 이 약제의 사용을 중지해야하고 남성도 수개월 이전에 복용을 중단해야 합니다.

커피 섭취량도 줄이는 것이 좋습니다. 커피가 메토트렉세이트의 흡수를 방해하기 때문입니다.

알코올과 메토트렉세이트 상호 작용으로 간기능을 악화시키기 때문에 금주하셔야 합니다.

하이드록시클로로퀸 : 모기가 옮기는 열병의 일종인 말라리아를 치료하기 위하여 개발된 약입니다. 류마티스관절염에 좋은 효과가 있음이 밝혀져 이 약제를 사용하고 있습니다. 다른 약제들보다 합병증은 거의 없고 다만 장기간 투여하면 간혹 망막이나 조직이 손상받을 수 있기 때문에 사용 전과 사용 후 일 년에 한 두 차례씩 안과를 방문해서 안저 검사와 시야 검사를 받도록 하고 있습니다. 주변시야가 좁아지면 반드시 담당의사에게 알려야 합니다.

설파살라진 : 류마티스관절염의 치료뿐 아니라 궤양성 대장염에도 사용하는 약입니다. 부작용은 매우 적지만 피부병, 위장병, 혈구감소가 나타날 수 있습니다. 유럽이나 우리나라에서 널리 사용하고 있는 항류마티스약제입니다.

금 제제 : 근육주사나 경구로 투여하는 치료제로써 금침과는 생체 내에서 작용이 완전히 다릅니다. 주사제인 골드치오말레이트(오로치오)가 경구용인 오라노핀(리도라)보다는 더 효과적입니다. 부작용은 입맛이 변하고 피부과민반응, 출혈, 단백뇨 등과 같은 신장장애가 있기 때문에 최근에는 거의 사용하지 않습니다.

디페니실라민과 부실라민 : 피부가 굳어지는 병인 피부 또는 전신경화증 환자에게 사용하는 약제인데 약효가 천천히 나타나고 부작용도 자주 나타나는 편입니다. 예상되는 부작용은 금 치료에서 나타나는 부작용과 비슷합니다.

부작용이 흔한 만큼 이 약을 사용할 때는 전문의사의 검진을 자주 받아야 합니다.

디페니실라민과 유사한 제제이지만 합병증이 적은 **부실라민**이 일본을 포함한 아시아에서 많이 사용 됩니다.

레플루노마이드 : 피리미딘 합성 억제제입니다. 여러 약제에 반응이 없는 환자에서 좋은 결과를 보여주고 있습니다.

부작용은 경미하지만 설사, 두통, 탈모, 혈압상승, 상기도 감염 등이 있고 가임기 여성에 사용할 때는 특별한 주의가 필요합니다. 임신하기 2년 전에 사용을 중단해야 합니다. 매우 드물지만 심각한 부작용인 과민성 폐렴으로 인해 치명적인 경우도 있습니다.

항류마티스약제에도 반응하지 않는 난치성 류마티스관절염에는 우리 몸의 면역기능을 조절시켜 염증을 치료하는 면역억제제를 사용합니다.

아자티오프린 : 면역기능을 억제시키는 약으로서 류마티스관절염 이외에도 다른 면역질환에도 많이 사용됩니다. 류마티스관절염 환자의 면역기능을 호전시켜서 관절 염증을 좋아지게 하지만 부작용으로 세균에 대한 저항력이 약해져서 폐렴 같은 감염병이 발생할 수 있습니다. 백혈구 수가 감소할 수 있으므로 정기적인 검진이 필요합니다.

특히 TPMT 유전체에 문제가 있는 경우에는 심각한 전신 부작용과 생명이 위태로운 부작용이 발생할 수 있습니다. 통풍치료제인 알로푸리놀과 상호 길항작용을 하여 혈중농도를 상승시키므로 함께 복용해서는 안 됩니다.

시클로포스파미드 : 매우 강력한 면역기능 억제제입니다. 생명을 위협할 수도 있는 심각한 부작용 때문에 이 약은 여러 가지 약제에 반응하지 않는 매우 심한 류마티스관절염 환자이거나 혈관염과 같은 심각한 합병증을 보이는 환자에서만 조심해서 투여합니다.

사이클로스포린 : T세포에 작용하여 칼시뉴린을 억제하는 강력한 면역기능 억제제로서 주로 콩팥이식이나 심장이식술 후에 거부 반응을 억제시키기 위해서 사용하는 약제입니다.

최근 각종 약물을 사용해도 관절염이 억제되지 않는 환자들에게 사용할 수 있는 약제로 소개되고 있습니다. 포도쥬스와 자몽은 이 약제와 상호 길항작용으로 혈중농도를 상승시키므로 주의를 요합니다.

타크로리무스 : 역시 T세포에 작용하여 칼시뉴린을 억제하는 강력한 면역기능 억제제로서 주로 장기이식 후에 거부 반응을 억제시키기 위해서 사용하는 약제입니다. 일반 항류마티스약제에 관절염이 억제되지 않는 환자들에게서 사용할 수 있는 약제로 소개되고 있습니다.

여러 가지 항류마티스약제들 가운데 한 가지만 선택하여 사용하

는 단독요법이 가장 바람직하지만 대부분의 중등도 이상 질환에서
는 두 가지 이상 항류마티스약제를 함께 사용하는 복합요법으로
염증이 조절되는 경우가 많습니다. 이런 경우 두 가지 항류마티스약
제를 사용하기 때문에 부작용이 배로 증가하는 것은 아닙니다.

〈생물학적제제〉

기존의 항류마티스약제를 일정 기간 사용해도 반응이 없는 경우 또
는 부작용으로 사용할 수 없는 경우 생물학적제제를 사용합니다. 기
존 항류마티스약제는 염증을 억제하는 강력한 효과가 있지만 정상 조
직과 장기에 많은 부작용을 초래했습니다.

생물학적제제는 염증을 유발하는 시토카인(TNF-α, 인터루킨-1,
인터루킨-6), T세포의 이차 신호, 또는 B세포를 선택적 표적으로 삼
아 억제작용을 하고 정상적 생리작용에는 영향을 최소화 하는 목적으
로 개발된 표적 치료제입니다.

가장 먼저 사용한 치료제는 염증을 일으키는 대표적 시토카인인 종
양괴사인자(TNF-α)를 방해하는 항TNF제제입니다.

항TNF제제에는 인위적으로 만든 가용성 TNF-α수용체로 유리된
TNF-α와 결합함으로 TNF-α가 세포막에 결합을 억제시키는 **에타너
셉트**가 있습니다. 에타너셉트는 1주일에 한번 피하 주사합니다.

인위적으로 만든 TNF-α 단클론 항체로써 TNF수용체에 결합함으
로써 진짜 TNF-α가 세포막에 결합하는 것을 억제시키는 **인플릭시
맙, 아달리무맙, 골리무맙, 써톨리주맙**등이 있습니다. 인플릭시맙은
정맥주사 합니다. 첫 주사 후 2주, 6주째에 주사 그리고 그 후 매 2

달 간격으로 주사합니다. 아다리무맙은 2주 간격으로 피하주사 합니다. 골리무맙은 1달에 한번 피하주사 하고 써톨리주맙은 용량에 따라 2주 또는 4주 간격으로 피하주사 합니다.

항TNF제제의 부작용은 경미하지만 주사 부위 피부 이상반응, 가려움, 두통, 상기도 감염, 위장장애 등이 있습니다. 특히 결핵이나 다른 감염을 겪은 환자는 사용에 특별한 주의가 요구됩니다.

사용하기 전에 잠복결핵에 대한 검사가 반드시 필요합니다. 흉부 X선검사, 투베르클린 피부반응검사(TST), 인터페론감마분비검사(IGRA)에서 잠복결핵을 확인해야 합니다. 만약 잠복결핵 양성이면 최소 3개월간 결핵치료(INH + RIF)를 받은 후에 사용가능 합니다.

염증 유발 시토카인인 인터루킨-1을 억제하는 인터루킨-1 억제제가 있습니다. 인위적으로 만든 인터루킨-1 단클론항체로 진짜 인터루킨-1이 세포막 수용체에 결합하는 것을 억제하는 **아나킨라**입니다. 매일 피하주사 해야 하고 다른 생화학제제보다 효과가 적은 단점으로 인해 실제 류마티스관절염 치료에 사용되는 경우는 많지 않습니다.

염증 유발 시토카인인 인터루킨-6를 억제하는 인터루킨-6 억제제가 있습니다. 인위적으로 만든 인터루킨-6 단클론항체로 진짜 인터루킨-6가 세포막 수용체에 결합하는 것을 억제하는 **토실리주맙**입니다. 토실리주맙은 4주 간격으로 혈관주사 또는 2주 간격으로 피하주사 합니다. 부작용으로 상기도 감염과 고콜레스테놀혈증이 있습니다.

T세포의 이차 신호 전달을 억제시키는 **아바타셉트**가 있습니다. 인위적으로 만든 CTLA-4로써 항원제시세포와 결합함으로써 정상적으

로 T세포와 항원제시세포와의 결합을 억제함으로 면역을 조절합니다. 정맥주사로 첫 주사후 2주, 4주째 그리고 그 후 매 한 달 간격으로 주사합니다. 부작용으로 상기도 감염, 두통, 기관지염이 있습니다.

생물학적제제의 종류와 표적

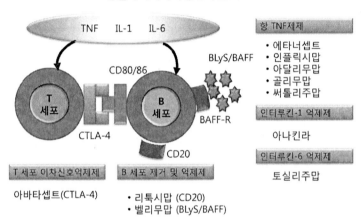

B세포는 류마티스인자 항체를 생성하는 중요한 면역 세포입니다. B세포 표면에 발현되는 CD20에 선택적으로 작용하여 B세포를 제거 함으로써 B세포의 항원제시세포와 시토카인 분비 기능을 제거하는 단 클론항체인 **리툭시맙**이 있습니다.

정맥주사제로 고용량의 스테로이드와 함께 첫 정맥주사 후 2주 뒤 에 주사를 맞습니다. 관절염이 지속되면 6개월 간격으로 반복 주사할 수 있습니다. 부작용으로 상기도 감염, 발열, 오한, 오심과 백혈구 및 혈소판 감소가 있습니다.

〈표적항류마티스약제〉

세포 표면의 수용체에 시토카인이 결합하면 세포내의 여러 가지 신호전달 물질이 핵으로 자극을 전달합니다. 염증시토카인의 자극을 전달하는 대표적인 신호전달 물질이 야누스카이나제 (JAK)입니다.

토파시티닙은 JAK을 억제하여 염증신호 전달을 방해하는 기능을 합니다. 토파시티닙은 항TNF제제 치료에 실패한 류마티스관절염 환자에게 사용 하여 괄목할 효과를 보였습니다. 경구로 하루 두 번 복용하고 부작용은 상기도 감염, 두통, 구역, 중성구 감소, 콜레스테놀 증가 등이 있습니다.

사용전에 생물학적제제와 동일한 잠복결핵에 대한 검사와 치료가 필요합니다.

🔵 운동과 휴식

운동을 열심히 하는 것 자체로는 관절염을 좋게 할 수 없습니다. 염증이 있는 관절은 약하기 때문에 무리해서 운동을 하면 관절이 망가질 수 있습니다. 즉 관절염이 심할 때는 휴식이 관절의 보호에 유익하고, 염증이 어느 정도 가라앉았을 때에는 운동하는 것이 관절 주위에 있는 근육을 튼튼하게 하기에 좋다는 것입니다. 따라서 류마티스관절염을 앓고 있는 환자들은 휴식과 운동의 균형을 잘 맞추는 것이 중요합니다.

류마티스관절염은 증세가 심할 때도 있고 그렇지 않을 때도 있습니다. 관절염이 심해져서 많이 붓고, 아프고, 빨갛게 될 수 있습니다.

이런 때에는 활동하기가 힘들 것입니다. 이런 급성기에는 휴식이 염증을 가라앉히는 데 도움이 됩니다. 더 많이 쉬고 불필요하게 걸어 다니지 말며, 외부 행사에 가급적 참가하지 않는 등 활동을 줄이는 편이 좋습니다.

그러나 이렇게 휴식하는 기간에도 관절이 굳어지는 것을 막을 정도로 팔다리의 관절들을 굽혔다 폈다하는 운동을 하여 주는 것은 필요합니다. 이것을 관절범위운동(ROM)이라고 하는데 통증이 있는 관절이 굳어지지 않게 무게나 부담을 주지 않고 가볍게 하는 운동을 말합니다. 매일 할 수 있는 범위만큼 관절을 끝까지 굽혔다가 다시 끝까지 펴는 동작을 하도록 권합니다.

물속에서 운동하는 것도 이 시기에 가능한 운동입니다. 물속에서는 부력이 작용하여서 가벼워지기 때문에 부담을 줄일 수 있고 또한 물속이므로 저항이 있어서 빠르게 운동하여 관절이 손상되는 것을 예방할 수 있는 장점도 있습니다.

때로는 관절의 염증이 진정되고 안정될 때도 있습니다. 관절염이 가라앉아 부기가 빠지고 통증이 없고, 피로감이나 아침에 느끼던 뻣뻣한 현상도 감소하게 되면, 바로 운동량을 늘리도록 해야 합니다. 이때에는 관절범위운동은 매일 하던 대로 계속하고 관절 강화훈련도 시작해야 합니다.

강화훈련은 처음부터 혼자 하기에는 어려우므로 물리치료사 또는 운동치료사의 도움을 받으시는 것이 안전합니다. 이 훈련의 목적은 관절염이 심한 급성기에 약하게 된 근육의 힘을 다시 튼튼하게 하자는 것입니다. 튼튼한 근육은 관절을 보호하는데 필수적이고 이러한

근력은 운동훈련을 통해서만 가능합니다. 그러나 이러한 훈련은 관절
이 손상된 정도에 따라서 적당히 조절되어야 합니다.

정리하면, 관절염이 급성기에 있을 때에는 좀 더 많이 쉬어야하고,
염증이 가라앉으면 운동을 많이 하라는 것입니다. 운동과 휴식은 이
같은 두 가지 서로 다른 경우에 맞추어 적당히 조절되어야 합니다.

어느 정도 운동을 하여야 하는 것이 적당한가는 개인적으로 결정할
수 있습니다. 즉 운동을 하고 난 후에 통증이 더 심해지면 그것은 그
관절에 운동량이 많았다는 것을 의미합니다. 이런 경우 다음번에 운
동할 때에는 지난번보다 운동량을 조금 줄이는 것이 좋습니다.

급성기의 류마티스관절염에서는 쉽게 피로감을 느끼므로 밤에 충
분히 잠을 자는 것 이외에도 오후에 낮잠을 잔다든지 쉬는 시간을 따
로 갖는다든지 하는 식으로 휴식을 충분히 취해야 합니다.

급성기에 관절이 붓고 열감을 동반한 통증이 있다면 얼음이나 냉수
찜질을 해야 하고 부종과 열감이 사라진 만성기에는 스파나 온열 찜
질로 관절주위의 힘줄과 근육을 부드럽게 해주면 통증이 사라지고 기
분이 좋아 집니다.

● 수술

고관절이나 무릎관절과 같은 큰 관절에 관절염으로 심하게 손상 받
으면 염증활막을 제거하거나 인공관절을 삽입하는 수술을 받는 경우
도 있습니다.

언제 수술을 해야 하는지에 대해서는 명확한 기준은 없습니다. 관절
기능평가와 임상 증상에 따라서 결정하지만 약물치료에 반응이 없는

심한 임상 증상과 현저한 관절 기능의 소실이 있는 경우에 실시합니다. 이런 수술은 특별히 훈련받은 정형외과 의사가 하게 됩니다.

〈활막절제술〉

활막절제술은 염증활막을 제거함으로써 염증의 억제 및 통증의 관해를 목적으로 실시합니다. 과거에는 관절을 절개하여 직접 보면서 활막을 제거하는 개방적 활막절제술을 실시하였지만 수술 후 광범위한 수술 흔적과 관절구축이 발생하는 부작용이 있었습니다.

반면 관절경 수술은 작은 몇 개의 수술창을 통해 충분히 활막을 제거할 수 있고 짧은 입원 기간과 수술 흔적을 거의 남기지 않는다는 장점이 있습니다. 이와 같은 **관절경 활막절제술**은 류마티스 관절염 초기와 중기에 실시하여 많은 도움을 주고 있습니다.

〈인공관절 전치환술〉

말기 관절염 환자에서 손상 받은 관절부위를 제거하고 특수 금속 혹은 세라믹으로 만든 인공관절을 대신 집어넣는 수술입니다. 이렇게 집어넣은 관절은 아교 같은 것을 이용하여 뼈에 단단히 부착시켜서 관절의 기능을 대신하도록 합니다.

엉덩이나 무릎관절이외에 손이나 발의 관절에도 비슷한 종류의 수술을 하여 도움을 받는 경우도 있습니다. 이 수술의 도입으로 고관절 및 슬관절의 기능 회복에 큰 도움을 받게 되었습니다.

일반적으로 아직 뼈가 손상 받지 않은 초기의 류마티스관절염 환자들은 수술적인 치료를 먼저 생각하지 말고 적절한 약물치료를 받는 것이 좋습니다.

2장 강직척추염

● 강직척추염이란?

고대 그리스어 "척추"(spondylos)가 "휜다"(ankylos)에서 유래 되었습니다. 아침에 요통을 호소하는 염증성 천장관절염으로 시작하여 척추염으로 진행하는 만성 전신성 염증질환입니다. 초기에는 단순한 요통만 호소하지만 진행된 경우는 척추가 새우등모양으로 굳어져서 제대로 허리를 펴지 못하는 모습을 볼 수 있습니다. 대부분 사춘기 후반부터 시작되고 45세 이후에 발생하는 경우는 드뭅니다. 남성에서 여성보다 5배에서 10배 정도 흔하고 인구 1000명에 한명 정도에서 볼 수 있습니다.

● 임상증상

〈염증성 요통〉

요통이 특징이며, 서서히 발생하여 대개 3개월 이상 장기적으로 지속되며 야간이나 아침에 허리가 아픈 염증성 요통입니다. 뻣뻣한 경직 증상이 동반되며 같은 자세로 오래 있으면 심해지고 운동 후에 오

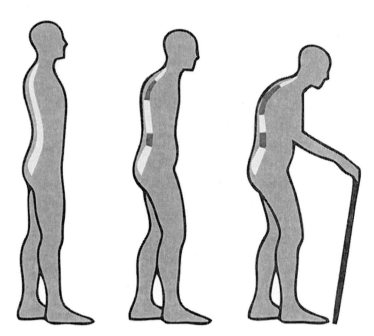

히려 호전되어지는 요통입니다. 흉추나 늑흉골 관절이 침범되면 가슴 통증과 숨 쉴때 흉곽 확장제한이 발생합니다. 경추가 침범하면 머리를 숙이거나 돌리기가 힘들고 경미한 충격에도 쉽게 경추가 골절되기 때문에 과격한 운동은 주의해야 합니다.

〈말초 관절염〉

20-30%에서 말초 관절염이 발생합니다. 대개 관절 침범이 비대칭적이고 하지의 큰 관절, 즉 고관절, 무릎 관절을 잘 침범하며 상지에서는 어깨 관절이 침범되기도 합니다.

〈부착부염〉

부착부염이란 강직척추염의 특징적 병변으로 힘줄이 뼈에 붙는 부위에 염증이 발생하여 붓고 통증이 생깁니다. 아킬레스힘줄이 있는 발꿈치에 통증이 흔하고 걸음을 걸을 때 발꿈치가 아프다고 호소하는 경우가 많습니다. 또는 발바닥 통증을 호소하는 족저근막염이 동반 됩니다. 숨을 쉴 때 앞가슴 통증을 호소하며 늑골과 흉골이 만나는 늑골흉골 접합부를 누르면 압통이 있습니다.

〈척추 외 증상〉

눈에 포도막염이 20-30%에서 나타나고 주로 한쪽에 발생합니다. 전방 포도막염이 흔하고 베체트병과 달리 실명하는 경우는 드뭅니다. 그 외 드물게 대동맥판막 폐쇄부전증, 대동맥염, 심전도장애, 만성 전립선염, 폐섬유화, 아밀로이드증, IgA신장병증 등이 동반됩니다.

● 검사

〈혈액 검사〉

진단에 특징적인 혈액검사는 없습니다. 류마티스인자와 항핵항체(ANA)는 음성입니다. 사람백혈구항원(HLA-B27)이 강직척추염 진단에 특징적인 것은 아니지만 정상인에서는 2-3%에서 양성인 반면 강직척추염에서는 95% 이상에서 양성이기 때문에 질환 초기나 영상학적으로 모호한 경우 진단에 도움이 됩니다. 급성기에는 혈소판 증가와 백혈구 증가가 관찰되고 적혈구침강속도(ESR)와 C반응단백(CRP) 상승 등 비특이적 염증 소견을 볼 수 있습니다.

⟨운동장애 검사⟩

척추전방굴절검사(쇼버검사): 척추염이 발생하면 바로 선 자세에서 상체를 앞으로 잘 굽히지 못 합니다. 이 검사는 상체 전방 굴전 장애 정도를 측정하는 방법으로 4번째와 5번째 요추사이(양쪽 장골의 후돌출부의 연결 선상과 척추와 만나는 점)와 그 위쪽 10cm에 표시하고 상체를 앞으로 최대한 숙이도록 합니다.

　이때 정상인에서는 두 점 사이 간격이 충분히 늘어나서 15cm 이상이 됩니다[그림]. 5cm 이상 늘어나지 않으면 비정상으로 판정합니다.

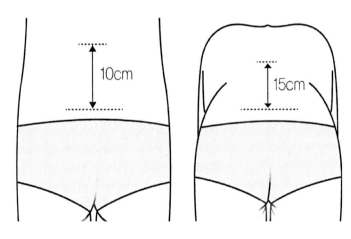

쇼버검사

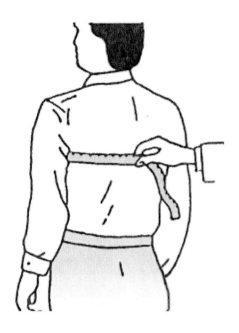

흉곽 확장검사: 강직척추염은 척추, 흉골과 늑골 사이에 염증으로 숨을 들어 마시거나 내쉴 때 흉곽이 잘 움직이지 못합니다. 이 검사는 흉곽 확장 장애를 확인하는 검사로서 네 번째 늑골에 해당하는 유두에 줄자를 가슴에 두르고 최대한 숨을 들어 마시도록 합니다. 들어 마실 때 줄자가 5 cm 이상 늘어나는 것이 정상입니다.

〈단순 X선 검사〉

골반을 형성하는 천골과 장골 사이의 천장관절염을 확인해야 합니다. 초기에 단순 X선에는 천장관절의 골연이 불분명해지고 염증으로 인해 관절강이 넓어지고 진행하면 장골의 경계 부위에 흠집이 생기는 골미란, 골경화, 관절강 소실, 천장관절강직으로 진행 합니다.

천장관절염 초기는 단순 X선으로 확인하기가 힘들고 자기공명영상 (MRI)이 진단에 많은 도움이 됩니다.

천장관절의 변화 정도에 따라 5개 등급으로 분류합니다. [등급 0] 은 천장관절이 정상, [등급 1]은 변화가 의심이 되지만 불명확한 경우입니다. 등급 1과 2는 영상학적으로 의미가 없습니다.

[등급 2]는 천장관절 변화가 미미하고 작은 국소적 미란 또는 경화가 있지만 관절 간격의 변화는 없는 경우, [등급 3]은 천장관절에 분명한 변화가 있고 미란과 경화가 확실하고 천장관절의 관절 간격 협착, 확장, 부분적 강직이 있는 경우, [등급 4]는 천장관절의 심한 변화가 있거나 관절 전체가 강직이 있는 경우입니다.

● 진단

천장관절염(천장관절 영상학적 소견; 양측 2등급 또는 한쪽 3등급)과 아래 3가지 중 2가지 이상
1. 척추운동장애(쇼버검사)
2. 3개월 이상 지속되는 염증성 요통
3. 흉곽 확장장애

이 진단법은 확실성은 높지만 진단이 되었을 때 이미 상당히 진행된 경우가 많고 치료를 시작하기에 이미 늦은 경우가 많습니다.

최근에는 조기 진단법이 발표되었습니다. 이 진단법은 강직척추염 진단기준에 해당되지 않지만 강직척추염의 다양한 증상을 갖고 있는

천장관절염과 척추염이 주된 증상인 경우는 축성척추관절염으로 분류하고 말초 관절염이 주된 증상인 경우는 말초척추관절염으로 분류합니다. 이때부터 치료를 시작해야 강직척추염으로의 진행을 막을 수 있습니다.

먼저 **축성척추관절염**은 3개월 이상 염증성 요통이 있는 45세 이상 환자에서 주 항목 1번과 부 항목 1가지 이상을 만족하거나 주 항목 2번과 부 항목 2가지 이상을 만족하면 진단할 수 있습니다.

주 항목	부 항목
1. 영상검사에서 천장관절염 (단순 X선 검사 또는 MRI)	1. 염증성 요통
2. HLA-B 27 양성	2. 관절염
	3. 부착부염(발꿈치)
	4. 포도막염
	5. 손발가락염
	6. 건선
	7. 크론병/궤양성 대장염
	8. 비스테로이드항염제 사용 후 1-2일에 통증 소실
	9. 척추관절염 가족력
	10. HLA-B27 양성
	11. C반응단백 상승

말초척추관절염은 아래의 주 항목 1개 이상을 만족하고 부 항목-A 1개 이상 또는 부 항목-B 2개 이상을 만족하면 진단할 수 있습니다.

주 항목	부 항목-A	부 항목-B
1.관절염	1. 포도막염	1. 관절염
2.부착부염	2. 건선	2. 부착부염
3.손발가락염	3. 크론병/궤양성 대장염	3. 손발가락염
	4. 선행감염	4. 염증성요통 과거력
	5. HLA-B27 양성	5. 척추관절염 과거력
	6. 영상검사상	
	천장관절염	

● 치료

척추염와 천장관절염을 완전히 막을 수 있는 특별한 치료는 없습니다. 치료의 목표는 더 이상의 진행을 최대한 억제하고 정상적인 자세와 정상적인 활동력을 유지하는데 중점을 두고 있습니다.

〈약물치료〉

약물치료는 **비스테로이드항염제**를 사용합니다. 말초관절염이 심하거나 요통이 심한 경우 소량의 부신피질 스테로이드가 일시적 도움이 되지만 거의 사용하지 않습니다. 말초관절염이 있는 경우에는 관절내 스테로이드 주사나 **설파살라진**과 **메토트렉세이트**의 효과가 인정되어 사용하고 있습니다.

생물학적제제 :비스테로이드항염제에 반응이 없는 경우에 **항TNF제제** (에타너셉트, 인플릭스맙, 아다리무맙, 써토리주맙, 골리무맙)을 정

맥주사 또는 피하 주사합니다. 영상학적 진행을 멈추는 객관적 증거는 없지만 염증 감소와 요통 호전은 현저하게 느낄 수 있습니다.

필요에 따라 진통제를 사용하면 불필요한 비스테로이드항염제 사용으로 인한 부작용을 줄일 수 있습니다.

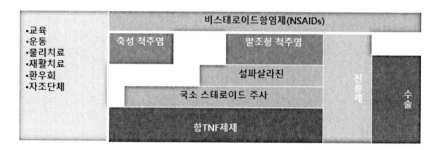

〈운동 요법과 물리 치료〉

척추의 움직임을 원활히 유지하고 변형을 막기 위해 적절한 자세와 운동이 매우 중요합니다.

걸을 때는 허리를 똑 바로 펴서 걷도록 하고 장시간 허리를 숙이는 작업은 피해야 합니다. 쿠션이 심한 침대는 피하고 약간 딱딱한 침대에 허리를 완전히 편 자세로 수면을 취하시고 낮은 베개를 사용하십시오.

흡연은 금하는 것이 좋습니다.

허리근육을 강화하기 위한 운동으로 비교적 딱딱한 바닥에 누워서 무릎을 세운 자세로 눕습니다. 두 손으로 무릎을 가슴까지 올려 10초 간 유지한 뒤 제자리로 돌리고 다음은 반대편 다리를 교대로 운동하는 방법과 손을 복부에 올리고 복부 근육에 힘을 실어 최대한 허리를

바닥에 붙인 뒤 10초간 허리에 힘을 주어 유지하는 운동이 좋습니다
[그림].

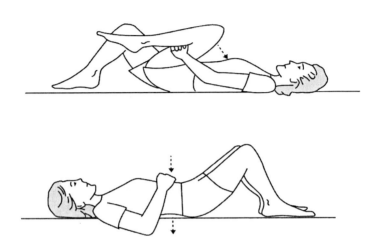

〈수술〉

심한 고관절염으로 인한 고관절 변형이나 척추의 심한 굴곡변형이
있거나 경추 불완전 탈구가 있는 경우에 실시합니다.

고관절 변형이 있는 경우는 주로 인공관절로 바꾸어 주는 인공관절
전치환술을 합니다.

척추의 심한 변형이 있는 경우는 심하게 휜 부분의 척추 일부를 잘
나서 바르게 펴 주는 쐐기 절골술을 합니다.

전신마취시 경추의 강직이나 불완전 탈구 상태가 많기 때문에 기관
지 삽관시에 특히 주의가 필요합니다. 척수신경 손상으로 사지 마비
를 초래할 수 있습니다.

3장 골관절염

퇴행성관절염(골관절염)이란?

관절 연골의 마모와 변성으로 관절 가장자리에 골극 형성, 연골 아래에 골경화와 같은 증식성 변화로 관절 통증과 부종을 초래하는 질환입니다.

대부분 40세 이상에서 발생하고 주로 무릎, 고관절, 척추에서 발생하고 손가락에도 발생합니다. 발생 빈도는 45세까지는 남자에서 더 흔하지만 그 이후 55세까지는 남녀가 비슷하고 55세 이후는 여자에서 더 흔합니다. 65세 이후에는 영상학적 검사에서 두 명 가운데 한명에서 골관절염이 있고 75세 이후는 거의 모든 사람에서 볼 수 있습니다.

원인

- 연령증가 · 비만 · 유전적 소인 · 직업

주된 원인은 연령 증가이고 그 외 유전, 비만, 관절 손상이 원인이 됩니다.

연골 변화는 30대부터 시작하고 나이가 증가할수록 연골의 변성과 마모가 증가합니다. 유전적 소인도 중요합니다. 특히 손가락에 발생하는 손 골관절염은 중년 여성에서 발생하는 경우가 많고 손톱에 가까운 관절(원위지 관절)에 결절 변형, 종창과 동통을 초래합니다. 손 골관절염은 여성에서 잘 발생하고 가족력이 있습니다.

비만은 골관절염의 확실한 위험인자이며 무릎관절 및 손 골관절염의 원인이 됩니다. 특히 소아기 비만은 골관절염의 중요 원인이고 여성에서 더 흔히 볼 수 있습니다. 다양한 직업과 스포츠 활동에 따라서 골관절염의 부위가 달라질 수 있습니다.

● 임상증상

가장 먼저 무릎에 통증을 경험하게 됩니다. 주로 관절을 많이 사용한 오후나 걸음을 걸을 때, 계단을 내려 갈 때 통증을 호소합니다. 아침에 관절이 뻣뻣한 느낌(아침경직)이 있지만 30분 이상 지속하는 경우는 흔하지 않습니다.

연령이 증가할수록 관절 사이에 있는 연골이 약해지고 마모되어서 그 탄력성을 상실하면, 움직일 때 '뻐적뻐적'하는 소리(마찰음)를 내게 됩니다. 더 진행되면 관절을 싸고 있는 활막까지 염증을 유발시키고 이 염증이 연골 파괴를 더욱 악화시킵니다. 또한 활액이 관절 주위에 모여서 관절이 붓기도 합니다. 이로 인해 한 자세로 오랫동안 있다가 움직이려면 움직일 수 없는 현상(젤 현상)과 걷다가 갑자기 발생한 통증으로 무릎을 한동안 움직이지 못하는 현상을 경험합니다. 또한 무릎에 활액이 차서 부은 경우는 다리가 불안하게 흔들리는 것을 느낄 수 있습니다. 더욱 진행되는 경우는 관절 변형과 함께 관절을 마음대로 움직일 수 없게 되고 "O"자형 다리가 되기도 합니다.

◉ 단순 X선 소견

단순 X선 소견에서 뼈 가장자리에 가시모양으로 나타나는 골극 형성과 연골하경화, 관절강 소실, 연골하낭종, 관절내 유리체, 연골석회화 등을 볼 수 있습니다.

◉ 진단

- 무릎관절 통증과 단순 X선 검사에서 골극 형성이 있는 경우에서 다음 3항목 중 1가지 이상.
  - 50세 이상 연령
  - 30분 이내 아침경직
  - 무릎을 움직일 때 마찰음

흔히 볼 수 있는 무릎 골관절염은 위 사항에 해당하면 진단이 가능합니다.

◉ 치료

골관절염에서는 운동치료, 물리치료, 약물치료를 함께 실시하여야만 통증이 조절되고 연골을 보호 할 수 있습니다. 과체중인 경우는 체중 조절을 철저히 해야 합니다.

〈운동치료〉

관절주위 근육이 강화되어야 체중이 가해질 때 관절의 안정성을 높여주고 관절내부 충격을 완화시켜 줍니다. 무릎 골관절염에 있어서 허벅지 부위의 대퇴사두근 운동은 치료에 중요합니다. 가정이나 직장에서 쉽게 할 수 있는 운동으로 무릎을 완전히 편 상태에서 다리를 올려 6초 동안 힘을 주면서 유지하는 대퇴사두근 강화운동인 등장성 운동을 하루에 50회 이상 합니다[그림].

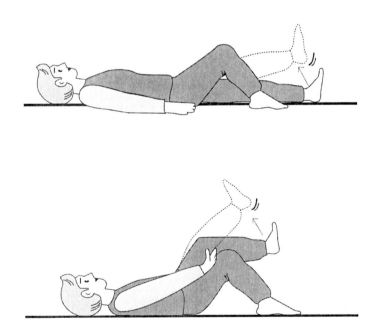

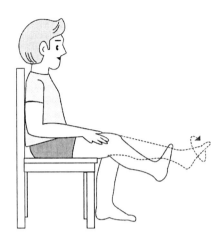

등척성 운동으로 유산소 운동과 수영이나 수중운동, 자전거 타기, 평지 걷기 등이 대퇴사두근 강화에 도움이 됩니다. 경사가 심한 등산은 피하고 경사가 완만한 곳이나 평지를 걷는 것이 좋습니다.

〈물리치료〉

무릎이 갑자기 붓고 통증이 발생하는 경우는 얼음 마사지를 20분 정도 해주면 통증이 완화됩니다. 부종 없이 만성통증이 있는 경우는 통증 부위에 온열요법이 이용됩니다. 바닥이 푹신한 운동화가 좋으며 슬리퍼, 샌들, 굽 높은 구두는 피하는 것이 좋습니다.

신발에 깔창을 대는 인솔을 이용함으로 무릎에 체중부하를 분산시킬 수 있습니다. 통증이 있는 경우에는 각종 보조기구를 착용하거나 보조신발을 착용함으로 관절자세 교정과 관절염 악화를 막을 수 있습니다.

〈약물치료〉

약물치료는 휴식과 운동치료나 물리치료로 통증이 조절되지 않는 경우에 시작합니다.

> ● 진통제
>
> ● 비스테로이드항염제
>
> ● 부신피질 스테로이드 관절주사
>
> ● 히알루논산 관절주사

〈진통제〉

아세트아미노펜과 트리마돌 등의 비마약성 진통제가 초기 골관절염에 효과적입니다.

아세트아미노펜은 일반적 사용량보다 많고 최고 하루 4그램까지 사용합니다. 효과가 없는 경우에 다른 종류의 진통제로 바꾸어 사용할 수 있습니다. 부작용은 대체적으로 경미한 위장장애와 간장애를 초래할 수 있습니다.

트라마돌은 아편 유사체로 진통 효과가 뛰어나지만 일부 환자에서 어지럼증, 구역 등이 심하게 나타날 수 있으므로 주의를 요합니다.

때로는 이 두 약제의 복합제가 사용되기도 합니다.

〈비스테로이드항염제〉

진통제로 조절이 안 되는 경우는 비스테로이드항염제를 사용하게 됩니다. 이 질환은 고령에서 발생하는 질환이 때문에 고령에서 잘 동반되는 위궤양, 위장관 출혈, 신기능 장애 등의 부작용을 피해서 사용해야 합니다. 통증 완화 목적으로 사용하는 경우는 일반적 항염증 용량의 반으로 사용하는 것이 좋습니다. 이 용량으로 2-3주간 반응이 없으면 일반적 용량까지 증량시킬 수 있고 진통제를 추가할 수 있습니다.

위장관 궤양이나 출혈의 기왕력이 있거나 위험성이 있는 경우는 프로스타글란딘 합성제인 미조프로스톨을 함께 복용하거나 위궤양 치료제인 프로톤펌프억제제(PPI)를 함께 복용합니다. 또는 COX-2 선택억제제를 사용하는 것이 고령에서는 안전합니다.

〈부신피질 스테로이드〉

경구로 부신피질 스테로이드를 복용하는 경우는 거의 없습니다. 하지만 관절 통증이 심하고 붓는 경우는 **부신피질 스테로이드 관절내 주사**가 매우 효과적입니다. 생물학적 반감기와 항염증 정도에 따라서 여러 종류를 사용할 수 있지만 **트리암시놀론**을 많이 사용합니다. 주사 후 하루 동안은 통증이 더 심해지는 경우가 흔히 있습니다. 트리암시놀론에 대한 이물반응으로 통증이 심해지기 때문에 1%리도가인에 희석 혼합하여 주사합니다.

하지만 이런 효과는 오래 가지 않고 무분별한 주사는 스테로이드로 인한 혈당 상승, 고지질혈증, 혈압상승, 체중증가, 감염 등과 같은 부작용을 초래할 수 있습니다. 주사할 때는 무균성 조작과 제한된 주사 횟수가 필요합니다.

〈히알루론산 관절주사〉

우리 몸의 정상 관절에 존재하는 히알루론산이 골관절염에서는 생산이 부족하거나 과도하게 파괴되기 때문에 생명공학적으로 합성한 주사액을 관절 내에 보충해주는 방법입니다. 관절에서 윤활 역할, 연골보호와 통증을 감소시키는 목적으로 일주일 간격으로 세 번 또는 고농도로 한 번 주사하게 됩니다.

부작용은 스테로이드 주사에 비해서 경미하고 주사 후 일시적 통증과 근육 경련 외에는 특별한 부작용은 없습니다. 주사 후 하루 정도는 심한 운동이나 오래 서서 하는 일은 피하고 안정을 취하는 것이 필요합니다. 효능은 골관절염의 진행 상태와 위치에 따라서 차이가 나지만 대체로 6개월에서 12개월 정도 유지할 수 있습니다. 하지만 관절의 변형이 심하거나 부종이 동반된 경우는 도움이 되지 않습니다.

〈연골보호제-질환조절제〉

골관절염질환조절제(DMOAD) 또는 골관절염증상완화제(SYSADOA)라고 불리는 약제들이 있습니다. 유럽 및 아시아에서는 골관절염 치료제로 공인되어 사용하지만 미국에는 아직 공인되지 않았습니다.

디아세레인 : 연골파괴를 감소시키는 것으로 알려져 있고 무릎 골관절염에서 통증과 관절기능 호전에 효과적입니다. 효과는 비스테로이드항염제와 유사합니다. 증상 개선 효과는 서서히 나타나고 부작용으로 설사가 있습니다.

글루코사민/콘드로친 설파제 : 한때 골관절염 환자에서 광범위하게 사용했던 약제입니다. 통증 개선 효과를 보였지만 기능개선 효과에 대해서는 의견이 분분합니다. 미국 국립위생연구소(NIH)의 대규모 분석연구 결과 통증개선, 기능개선, 연골보호작용에 효과가 없다고 발표 하였습니다.

아보카도 소야 (ASU) : 무릎과 고관절 골관절염의 통증과 기능 개선에 효과가 있다고 알려져 있습니다.

그 외 한국에도 여러 생약제제가 개발되어 사용 중입니다.

〈경피용 패치-크림〉

고추에서 추출한 성분인 캡사이신은 통증 전달물질인 물질P를 고갈시켜 말초 신경통증을 둔화 시킵니다. 캡사이신 크림을 통증이 있는 부위에 바르면 관절통증이 줄어듦을 느낍니다. 부작용으로 심한 작열감과 피부발적으로 사용을 중단하는 경우가 많습니다.

그 외 아세트아미노펜과 비스테로이드항염제 크림과 패치를 통증이 있는 부위에 부착하면 통증을 감소시킬 수 있습니다. 가장 흔한 부작용은 부착부위에 피부 발진과 소양감입니다.

이런 패치는 피부를 통해 흡수되기 때문에 통증이 있는 곳에서 떨어진 곳에 부착해도 효과가 있습니다.

● 수술요법

관절 수술은 운동치료, 물리치료, 약물요법에 반응을 보이지 않고 관절 기능에 심한 장애가 있는 경우에 권유됩니다. 관절경을 이용하여 관절내 자극물질이나 유리체를 제거하는 **관절 청소술**과

관절변형으로 인한 체중부하의 하중축 이상을 교정해주는 절골술
이 있습니다. 이 **절골술**은 이상 축을 형성하는 골의 일부를 제거
하고 다시 연결해줌으로써 관절변형을 교정하는 수술입니다.

관절파괴가 심하게 진행된 경우는 파손된 관절을 제거하고 인공
관절로 대치하는 **인공관절 전치환술**이 있습니다. 이 인공관절을
잘 유지하면 15년 정도 사용할 수 있습니다.

4장 통 풍

🔵 통풍이란?

통풍은 오래전부터 제왕병, 귀족병으로 알려진 질환입니다. 통증의 정도를 서양인들은 "내 눈을 밟으며 걷는 듯한 통증"으로 표현했고 동양인들은 "바람만 스쳐도 통증을 느낀다."라는 뜻으로 통풍(痛風)이라고 표현했습니다. 동서양의 구별 없이 심한 통증을 호소하는 급성 관절염임에 틀림없습니다. 통증이 급성으로 발생하고 서서히 소멸되기 때문에 이에 대한 수많은 설화나 속담이 전해지기도 했습니다.

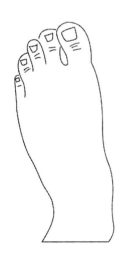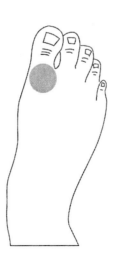

통풍은 혈중에 요산이 증가하여 관절과 조직에 요산결정이 침착해서 생기는 대사성 질환입니다. 통풍이 발생하는 주된 원인은 핵산인 퓨린의 대사 장애로, 퓨린대사 산물인

요산이 지나치게 많이 생산되거나 콩팥의 요산 배설 장애로 혈중
에 요산이 비정상적으로 과포화 됨으로써 바늘모양의 결정을 형성
하고 관절과 주위조직을 자극하여 염증을 유발하고 통증을 일으키
는 것입니다.

주로 엄지발가락을 침범하여 염증을 유발하지만 무릎, 발목, 손가
락 등 모든 관절과 연부조직을 침범하여 관절염과 통풍 결절을 일으
킵니다.

고혈압, 고지질혈증, 대사증후군이 잘 동반되고 이로 인한 허혈
성 심장질환, 뇌혈관 장애에 이를 수 있기 때문에 이런 질환에 대
한 예방 및 치료가 필요합니다.

● 발생 빈도

주로 40-50세 중년 남성에서 흔하지만 문명이 발전하고 식생활이
변하면서 발생연령이 점점 낮아지고 발생 빈도도 증가하는 추세입니다.
남성에서 여성보다 10배 정도 흔하고 폐경기 이전의 젊은 여성에서는
발생 빈도가 매우 낮지만 폐경기 이후에는 여성에서도 잘 발생합니다.

장기이식 수술 후 면역억제제를 장기 복용하거나 이뇨제를 장기 복
용하는 경우, 신기능이 저하된 경우에는 젊은 여성에서도 통풍이 잘
발생합니다.

통풍 환자의 10-20%에서 가족력이 있기 때문에 유전적 요인이 관
여할 것으로 생각됩니다. 또한 비만, 당뇨병, 고지혈증, 고혈압, 갑상
선저하증, 음주와 연관성이 있습니다.

◉ 발생 원인

- 유전
- 고퓨린 음식 섭취
- 과음, 과식, 과로
- 신부전
- 전신질환: 혈액종양, 건선, 고혈압, 부갑상선항진증
- 약물(사이클로스포린, 저용량 아스피린, 이뇨제, 항결핵
  제, 니코틴산)

 통풍발작은 장기간 고요산혈증이 있던 사람에서 어떤 특정한 요인
이 관여함으로써 돌발적으로 발생합니다. 따라서 고요산혈증을 일으
키는 원인을 알면 예방이 가능합니다.

〈고요산혈증의 원인〉

 대부분은 원인을 알 수 없는 특발성 고요산혈증이지만 나머지 원인
은 퓨린대사 산물인 요산의 과잉생산으로 인한 것과 체내 요산을 신
장에서 제대로 배설하지 못해서 생긴 고요산혈증 입니다. 요산이 과
잉 생산되는 원인으로는 퓨린 생합성에 관여하는 효소의 유전자 이상
이 있습니다. 이런 경우는 아주 어린 나이에 통풍이 발생하고 가족적
으로 발생합니다.

 그 외는 아직 밝혀지지 않은 유전적 소인을 가진 사람에서 퓨린이
많이 함유된 음식(치료에서 참조) 섭취, 과음, 과식 혹은 핵산의 변화

가 빠른 질환(혈액 종양, 건선)이 관여합니다.

요산 배설 장애는 신부전, 케톤산증, 탈수, 고혈압, 부갑상선항진증, 약물(퓨로세마이드와 디아자이드 이뇨제, 저용량 아스피린, 결핵치료제, 니코틴산)이 있습니다. 술, 특히 맥주는 요산의 과잉생산 및 배설을 억제하여 고요산혈증을 유발시키는 흔한 원인입니다.

〈통풍 발작의 원인〉

고요산혈증을 가진 사람의 대부분에서는 통풍 발작이 생기지 않고 소수에서만 통풍이 발생하는 이유는 아직 명확히 모릅니다. 통풍 발작은 장기간 지속된 고요산혈증의 결과로 관절 내에 충분히 축적된 요산나트륨결정이 어떤 원인으로 관절강 내로 탈락되어 호중구가 요산나트륨결정을 탐식하면서 많은 염증성 시토카인을 분비함으로 인해 관절이 붓고 발적과 통증이 급속히 진행하게 됩니다.

엄지발가락에서 가장 흔히 통풍 발작이 발생하기 때문에 요산나트륨결정을 촉진시키는 저온 노출과 활막에 축적된 요산나트륨결정의 관절강 내로 유리를 촉진시키는 빈번한 충격이 원인으로 추정 됩니다.

그외 발작이 발생하는 부위의 특징적 결체조직과 면역 글로불린, 어떤 약제로 인해 갑자기 혈중 요산 농도가 떨어지는 경우도 원인으로 작용합니다.

통풍에는 비만, 고지혈증, 고혈압과 동맥 경화증, 관상동맥질환이 잘 동반됩니다. 따라서 통풍으로 진단될 때 이런 인자들에 대한 충분한 검사가 필요합니다.

◉ 통풍의 형태

〈무증상 고요산혈증〉

관절염의 증상 없이 혈중 요산 수치만 증가된 경우로써 요산의 과잉 생산, 배설저하 혹은 양자 복합으로 발생합니다. 대부분은 원인을 알 수 없는 특발성 요산 배설 저하가 원인입니다.

요산 수치가 성인 남자에서 7.0mg/dl, 여자에서 6.0mg/dl 이상인 경우를 고요산혈증이라 합니다. 중요한 사실은 혈중에 요산이 높아도 대부분은 통풍 관절염이 발생하지 않습니다. 특별한 증상이나 질환이 없는 경우는 치료가 필요하지 않습니다.

〈급성 통풍 관절염〉

급성 통풍 관절염은 하나의 관절 혹은 몇 개 관절에 갑자기 발적과 종창이 생기면서 극심한 통증을 일으킵니다. 전신증상으로 오한, 열, 피로감이 잘 동반됩니다. 대부분 한 개의 관절을 침범하는데 가장 흔히 엄지발가락에 발생하고 무릎, 발목, 손, 손목, 팔목, 팔꿈치 관절에도 침범합니다. 이때 염증이 있는 관절에 활액을 천자하여 편광 현미경으로 관찰하면 90%에서 바늘모양의 요산나트륨결정을 확인할 수 있습니다.

통증이 경할 경우에는 수 시간에서 수일 내에 좋아지지만 심할 경우 수주까지 지속됩니다. 급성 통풍 관절염은 자연 치유되는 경과를 보이고 일부에서는 증상이 다시 생기지 않을 수도 있지만, 재발은 6개월에서 2년 사이에 가장 많이 발생합니다.

〈만성 결절성 통풍〉

급성 통풍 관절염 이후 평균 10년 이후에 혹 모양의 통풍 결절이 관절주위 피부와 이개 등 모든 신체 조직 장기에 발생합니다. 이 시기에는 급성 통풍과 같은 통증은 없지만 결절이 있는 곳에는 불편하고 관절 기능의 장애를 초래하기도 합니다.

치료하지 않으면 급성 통풍이 자주 재발하고 관절염은 거의 중단 없이 지속됩니다. 간혹 결절이 터져서 요산나트륨결정액이 우유치즈 모양의 끈끈한 액체로 외부로 흘러나오기도 합니다.

● 통풍의 치료

치료 목표는 급성 관절염을 종결시키고, 재발을 방지하며, 관절과 신장 등의 다른 부위에 생길 수 있는 합병증을 치료하거나 예방하고 통풍과 연관된 질병이나 요인을 치료하고 개선하는데 있습니다.

〈무증상 고요산혈증 치료〉

무증상 고요산혈증은 고혈압, 동맥경화와 신장질환의 독립적 위험인자가 아니므로 특별한 경우가 아니면 치료할 필요가 없습니다. 고요산혈증을 일으키는 원인 질환이나 약제가 있는지를 확인하고 원인 질환이나 약물을 조절하면 충분합니다.

음주나 고퓨린 음식을 즐긴다면 금주와 식이조절이 필요합니다.

〈약물 치료〉

• 콜히친
• 비스테로이드항염제
• 부신피질 스테로이드
• 요산강하제

급성 통풍관절염인 경우는 빠른 치료가 보다 효과적이므로 침범 관절을 안정시키고 신속히 치료를 시작합니다. 보통 3가지 종류의 항염증제를 사용하는데 **콜히친, 비스테로이드항염제, 부신피질 스테로이드**입니다.

〈콜히친〉

급성 통풍관절염 진단 및 치료 재발 방지 목적으로 사용합니다. 급성 통풍이 발생했을 때 최근 2주 이내에 콜히친을 사용한 적이 없고 현재 복용하고 있지 않다면 처음 2알을 먹고 1시간 뒤에 1알을 복용합니다. 그래도 반응이 없으면 다른 약으로 변경을 권유합니다. 과거와 같이 다량 또는 복통, 설사, 오심, 구토 등의 부작용이 나타날 때까지 사용하도록 권하지 않습니다.

비상약으로 간직하다가 발작이 생기면 가능한 빨리 복용을 시작할수록 좋은 효과를 얻을 수 있습니다. 부작용으로 장운동 증가, 경련성 복통, 오심, 구토를 겪게 되고 이때는 바로 중단해야 합니다. 콜히친을 정맥 주사로 사용할 수 있지만 심각한 부작용을 초래할 수 있기 때문에 병원에서 실제 사용되는 경우는 거의 없습니다.

〈비스테로이드항염제〉

비스테로이드항염제는 통풍 진단이 확실한 경우 많이 사용합니다. 가능한 빨리 최대 용량으로 시작하고 증상이 완전히 없어지고도 최소한 2일 이상을 유지한 후에 서서히 용량을 줄이는 것이 좋습니다.

부작용으로 콜히친과 같은 심한 위장장애는 많지 않지만 위장장애, 소화성 궤양을 초래할 수 있고 신장 기능장애, 부종이 악화될 수 있습니다. 특히 신기능 장애가 있는 경우는 주의해서 사용하고 용량도 줄여야 합니다.

〈부신피질 스테로이드〉

급성 통풍에 부신피질 스테로이드(프레드니솔론)를 단기간 사용하면 매우 효과적으로 치료됩니다. 매일 프레드니솔론 0.5mg/kg을 5-10일 복용 후 중단하거나 2-5일간 복용 후 일주일 동안 서서히 감량하기를 권장합니다.

단발성 관절염에서는 부신피질 스테로이드의 관절주사가 효과적입니다. 근육주사도 효과적입니다. 감염성 관절염이 동반되지 않은 것을 반드시 확인한 후에 주사해야 합니다.

〈요산강하제〉

요산강하제 치료는 2회 이상의 급성 통풍 관절염의 병력이 있거나 만성 결절통풍 또는 요산 요로결석이 있는 경우 사용합니다.

요산강하제는 요산염의 침착을 예방할 수 있으며, 더불어 침착된 요산결정을 녹일 수 있습니다. 여기에는 요산생성을 촉진하는 효소(잔

딘옥시다제)를 방해하여 요산생성을 억제하는 **알로퓨리놀**과 **페북소스 타트**가 있습니다.

생성된 요산을 신장으로 배출을 촉진시키는 요산배뇨제인 **프로베네 시드**도 있습니다. 생성된 요산을 대사시키는 효소(유리카제)를 합성한 **페글로티카제** 주사도 있습니다.

요산강하제는 혈중 요산 농도를 낮추지만 항염증 작용은 없기 때문에 급성 통풍치료에 효과가 없을 뿐만 아니라 갑작스런 혈중 요산 감소로 관절의 요산결정이 관절강 내로 유리되어 염증이 더 심해질 수 있으므로 사용에 주의해야 합니다. 따라서 급성 통풍에서는 염증이 소실된 후에 요산강하제를 사용해야 됩니다. 처음 사용할 때는 콜히친이나 비스테로이드항염제와 함께 사용해야 갑작스런 재발을 예방할 수 있습니다.

혈중요산 치료목표는 요산염이 체액에 용해되는 농도인 6.0 mg/dl 이하로 유지하는 것입니다. 일반적으로 알로퓨리놀이나 페북소스타트는 요산배뇨제보다 사용에 제한이 적기 때문에 많이 사용하고 있습니다.

신장기능의 감소, 신결석, 요산 배뇨가 증가된 경우, 65세 이상 고령에서는 요산배뇨제를 사용할 수 없고 요산생성억제제를 사용하는 것이 좋습니다. 하지만 신기능장애 혹은 간기능장애가 있는 경우는 사용에 주의해야 하고 사용량을 줄여야 합니다.

알로퓨리놀은 충분히 사용함에도 혈중 요산 농도가 조절되지 않으면 페북소스타트로 변경하거나 요산배뇨제를 병용하여 사용할 수 있습니다.

〈요산 신결석 치료〉

만성 결절통풍 환자에서 신장에 요산 결석을 종종 볼 수 있습니다. 흔히 보는 칼슘 신장결석과 달리 단순 비뇨기 X선 촬영에는 보이지 않고 초음파나 신장조영술에 의해서 확인할 수 있습니다.

치료는 소변 양을 많게 하기 위해 물을 충분히 마시거나 수액 공급을 받습니다. 산성뇨가 지속되는 경우는 알칼리제(중탄산)를 사용하여 소변 pH 6.0-6.5를 유지하면 요산결정 용해를 도울 수 있습니다.

알로퓨리놀을 사용하면 매우 효과적으로 혈중 및 소변내 요산 농도를 낮출 수 있습니다. 만약 칼슘 결석이 생긴 경우는 이런 치료가 도움이 되지 않습니다.

〈장기이식 후 발생한 통풍 치료〉

장기이식 의술의 발전으로 신장이식과 다른 장기이식 후 사용하는 면역억제제제인 **사이클로스포린**과 **아자티오프린**을 장기간 사용 후 고요산 혈증이 유발되고 통풍이 발병하기도 합니다. 이런 경우는 신장기능이 대부분 비정상이기 때문에 비스테로이드항염제, 콜히친은 부작용으로 인해 사용하기 힘들고 부신피질 스테로이드가 더 효과적 입니다. 신장기능에 문제가 있다면 알로퓨리놀이나 페북소스타트를 사용해야 하고 가능하다면 사이클로스포린 용량을 줄이는 시도가 필요합니다.

아자티오프린을 알로퓨리놀과 함께 사용하는 경우는 약물상호 길항작용이 있습니다. 아자티오프린의 혈중농도 상승으로 골수억압 부작용을 초래할 수 있기 때문에 특별히 주의해서 사용하고 아자티오프린의 용량을 잘 조절해야 합니다.

◉ 통풍 예방

· 고퓨린 음식을 피하십시오.

고퓨린 음식

* 기호식품; 술, 콜라, 쵸콜렛, 고과당 음료수
* 육류 및 내장; 소, 돼지고기, 간, 췌장, 곱창, 콩팥
* 어류; 정어리, 조개류

요산강하제를 복용하면 철저한 퓨린 음식 제한이 필요 없습니다. 요산강하제를 제대로 복용하지 못하는 경우는 고퓨린 음식을 피하는 것이 혈중 요산을 조절하는데 도움이 됩니다.

· 물을 충분히 마십시오.

요산의 신장배설을 위해 매일 충분한 물을 마셔 탈수를 피하는 것이 도움이 됩니다.

· 술을 마시지 마십시오.

술은 요산을 과잉 생성시킬 뿐만 아니라 요산 배설을 억제함으로 피해야 합니다. 특히 맥주에는 구아노신이 다량 함유되어 있기 때문에 요산 생성을 촉진하고 배설을 억제시킵니다.

· 과식 혹은 절식을 피하고 규칙적 식사를 하십시오.

갑자기 식사량이 많거나 굶으면 혈중 요산량의 갑작스런 변화로 통풍 발작이 생길 수 있습니다.

• 정상 체중을 유지하십시오.

통풍 환자의 두 명 중 한 명이 비만 혹은 고중성지방혈증이 있기 때문에 적절한 체중을 유지하는 것이 필요합니다. 하지만 갑자기 체중을 감량시키거나 금식하는 것은 통풍을 유발하는 원인이 되므로 주의해야 합니다.

• 혈압을 조절하십시오.

통풍 환자의 세 명 중 한 명이 고혈압 환자입니다. 혈중 요산을 감소시키는 고혈압제(로잘탄)를 선택하여 사용하시고 이뇨제는 가급적 사용하지 마십시오.

• 고지혈증을 조절하십시오.

통풍 환자의 60-70%에서 중성지방이 증가되어 있습니다. 음식 조절과 운동 및 체중감량이 필요합니다. 요산 배뇨효과가 있는 고지혈증 치료제(페노피브레이트) 사용을 권장합니다.

• 통풍 예방약을 복용하십시오.

소량의 **콜히친** 또는 **비스테로이드항염제**를 통풍 재발을 막기 위해 사용합니다. 반드시 요산강하제를 사용하여 혈중 요산을 적절히 유지하면서 사용해야 통풍결절 형성을 줄일 수 있습니다.

예방약은 통풍발작이 사라진 후 최소 6개월 더 사용합니다. 통풍결절이 있는 경우는 목표로 하는 혈중 요산농도에 도달 후 6개월간, 통풍결절이 없는 경우는 3개월 더 사용 후 중단 합니다.

콜히친을 장기간 사용하면 근육의 힘이 없어지는 근병변과 정자 수 감소 등의 부작용을 초래할 수도 있습니다.

5장 전신홍반루푸스

● 루푸스란?

전신홍반루푸스는 면역기전의 이상으로 전신의 조직과 장기에 염증을 유발하여 관해와 악화를 반복하는 만성 염증성 질환입니다. 늑대에 물린 듯한 특징적인 안면의 홍반이 발생하기 때문에 늑대를 의미하는 라틴어인 Lupus(루푸스)란 용어를 사용하게 되었습니다. 1957년에 루푸스 환자의 혈액에서 항핵항체(ANA)를 발견함으로써 자가면역 질환으로 인정되었습니다.

인구 10만 명당 10-100명 정도에서 발생하고 인구 1000명당 1명 정도가 환자입니다. 가임기 여성에서 호발하고 남녀 발생 비는 1:10으로 20-30대 여성에서 가장 흔합니다.

● 원인

> • 유전적소인 • 환경인자 • 면역이상

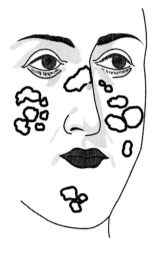

확실한 원인은 아직 밝혀지지 않았지만 루푸스 환자의 가족에서 일반인보다 발병율이 훨씬 높고 유전자가 일치하는 일란성 쌍생아에서 25-57%의 일치율을 보이기 때문에 유전적 소인이 크게 작용하는 것은 확실합니다. 6번 염색체에 위치하는 사람백혈구항원(HLA-DR2/DR3)이 특이적 자가항체 생산에 관여할 것으로 생각하고 있습니다. 보체성분 C4의 유전자 결손과 T세포 수용체의 유전자와 루푸스 사이에 강한 상관관계를 갖고 있다고 알려져 있습니다.

환경적 요인으로 루푸스는 20-40대 가임연령에서 호발하여 여성호르몬인 에스트로겐이 관여하는 것으로 믿고 있고 그 외 감염성 병원체, 스트레스, 약물이나 독소, 자외선 등이 루푸스 유발에 관여합니다.

루푸스 환자에서 혈중에 고감마글로불린혈증과 다양한 자가항체가 생기기 때문에 B세포나 T세포의 면역이상에 대해서 많은 연구가 시도되었습니다. 감마글로불린과 항체는 B세포가 T세포의 도움을 받아 분화된 혈장세포에서 생산 분비하게 됩니다.

루푸스 환자에서 B세포는 항원의 자극 없이 스스로 활성화되어 항체 생산 기능이 항진되어 있음을 볼 수 있고 B세포에서 항체 생산을 위해 절대적 도움이 필요한 T세포 가운데 억제 T세포와 조력 T세포의 양적 불균형과 질적으로는 T세포의 표면의 기능분자이상(IL-2 수용체의 이상과 CD40L의 이상)으로 자가항체 생산을 막지 못해서 면역이상을 초래합니다.

대식세포의 표면 수용체(Fcg 수용체)의 변이로 생명이 끝난 세포(세포자멸사)를 제거하지 못해서 DNA가 계속 항원으로 작용하게 되어 항핵항체 생산을 유발합니다.

◉ 증상과 징후

조기 증상은 이유 없이 피곤하고 무기력해지며 체중이 줄거나 붓기도 하며 38℃ 이상 열이 나는 경우가 많습니다.

〈피부 증상〉

코에서 시작하여 양쪽 뺨으로 나비의 날개가 펼치는 듯한 붉은색의 **뺨발진**과 홍반 주위의 피부가 딱딱해지고 비늘 모양으로 변하면서 색소가 침착되는 **원반형 구진**이 대표적 징후입니다.

손과 발을 누르면 딱딱하고 통증이 동반되는 홍반성 결절도 흔히 나타납니다. 구강 점막이 헐고 궤양이 생기는 것을 볼 수 있지만 다른 질환에서 생기는 구강 궤양과 다르게 통증이 거의 없는 것이 특징입니다.

그 외 반수 이상에서 머리카락이 잘 빠지고 손이나 발을 추운 날씨에 노출하거나 냉수에 넣었을 때 창백해진 후 보라색으로 변하는 레이노 현상도 볼 수 있습니다.

혈관염으로 손가락과 발가락 끝에 출혈, 궤양, 괴사도 볼 수 있습니다.

67

〈근육관절 증상〉

가장 흔히 볼 수 있는 증상은 관절통과 관절염입니다. 골파괴나 관절의 변형은 드뭅니다. 대퇴골두와 경골에서 무혈관괴사를 볼 수 있고 근육통과 근무력을 종종 경험하게 됩니다.

〈신장 증상 〉

루푸스 환자의 50%에서 루푸스신염을 겪게 되는데 전신이 붓거나 다리와 발이 부어서 손가락으로 누르면 자국이 오래 동안 남아 있는 것을 볼 수 있습니다. 소변검사에서 단백뇨, 혈뇨, 원주뇨 등을 볼 수 있고 신장 조직검사를 실시하면 다른 사구체신염과 구별되는 특징적인 소견을 보여줍니다.

병변의 정도와 위치에 따라서 루푸스신염 1형 ~ 5형으로 분류하고 각각에 따라서 예후와 치료방법이 다릅니다. 4형과 5형은 예후가 나쁘고 40-50%에서 신증후군으로 진행하게 됩니다. 루푸스신염은 루푸스의 주요 사망원인 중 하나이기 때문에 조기발견과 철저한 치료가 필요합니다.

〈중추신경 증상〉

루푸스에서 중추신경이나 말초신경을 침범하여 다양한 증상을 나타냅니다. 두통이 가장 흔하고 정신증상으로 경련, 우울, 불안, 조현증, 치매 등을 볼 수 있습니다. 뇌신경장애로 3차신경통, 안면신경마비, 망막변화, 시신경위축으로 실명을 초래할 수 있습니다. 뇌혈관장애로 편마비나 지각장애가 일어날 수도 있고 말초신경장애로 저림증과 감각이상을 경험하곤 합니다. 척수액검사에서 염증소견이 있고 뇌파검사에서는 80%에서 비정상 소견이 나타납니다. 기질적 병변은 자기공명영상(MRI), 자기공명혈관조영술(MRA)이 도움이 됩니다.

신경인지기능검사에서 신경증상이 있는 경우 80%에서 양성을 보입니다.

〈심혈관 증상〉

심장과 심장을 싸고 있는 심막 사이에 염증으로 염증성 삼출액이 차는 심낭염이 가장 흔하고 그 증상으로 앞가슴의 통증이나 운동할 때 쉽게 숨이 차는 것을 느낄 수 있습니다. 청진이나 심장초음파로 확인합니다.

그 외 심근염, 관상동맥질환, 심장판막 폐쇄부전, 심전도이상, 혈전성 정맥염 등이 있습니다.

〈폐 증상〉

폐와 흉벽 사이의 염증으로 염증성 삼출액 차는 늑막염이 가장 흔하고 호흡시 흉통을 느낄 수 있으며 단순 흉부 X선 촬영이나 천자로 확인할 수 있습니다. 그 외 간질폐렴, 폐포출혈, 폐동맥고혈압을 볼 수 있습니다.

〈소화기 증상〉

복통, 구토, 설사 등이 가장 흔한 증상이고 환자의 30%정도에서 발생합니다. 가장 심각한 병변은 장간막 동맥의 혈관염으로 소화관 출혈과 천공으로 사망에 이르므로 신속한 치료가 요합니다. 간 병변으로는 급성간염, 만성간염, 간경변에 이르기까지 다양하게 올 수 있습니다.

● 혈청학적 이상

빈혈은 다양한 원인으로 흔히 볼 수 있지만 가장 위험한 경우는 특발성 용혈성 빈혈로 적혈구막에 대한 항원 항체반응으로 발생하며 신속한 치료가 필요합니다.

백혈구 감소($4000/mm^3$ 이하)는 환자의 60-70%에서 볼 수 있고 혈소판감소는 10만~15만/mm^3이 25~50%에서 생기고 5만/mm^3이하가 되면 출혈시간이 연장되고 2만/mm^3이하에서는 출혈반, 자반, 비출혈 등이 생깁니다.

● 진단

1. 뺨발진
2. 원반형 발진
3. 광과민성
4. 구강궤양
5. 관절염
6. 장막염(흉막염, 심막염)
7. 신염(3+이상 또는 하루 0.5gm 이상의 단백뇨, 세포성 원주)
8. 신경장애(경련, 정신장애)
9. 혈액학적 이상
   (-용혈성빈혈, 백혈구감소, 림프구감소, 혈소판감소)
10. 면역학적 이상(항DNA항체, 항Sm항체, 항인지질항체)
11. 항핵항체(ANA)

11가지 항목 중 4가지 이상 만족하면 전신홍반루푸스라고 진단합니다.

◉ 임신과 루푸스

전신홍반루푸스는 젊은 여자에서 많이 발생하기 때문에 임신이 심각한 문제로 여겨집니다. 수년 전만 해도 아이를 가질 수 없고 만약 임신하게 되면 유산시켜야 한다고 주장했습니다. 이런 주장들은 잘못되었고 현재는 루푸스 산모의 50%에서 정상적으로 임신한 후 분만하고 25%에서 미숙아, 25%에서는 유산이나 사산하게 됩니다.

루푸스의 모든 문제가 해결되지 않은 상태에서도 임신이 가능하고 정상 분만을 하지만, 산모가 완전히 정상적이라 할지라도 반드시 "위험한 상황"을 고려해야 하고 항상 대비해야 합니다. 철저한 산전관리를 하면 산모의 건강을 유지할 수 있고 건강한 아이를 출산할 수 있습니다.

루푸스신염이 임신 전에 있었더라도 잘 치료 받은 상태에서 임신하면 경과가 좋기 때문에 임신을 계획하고 있다면 6개월 전부터 담당의사와 상의를 하면서 루푸스를 잘 치료 받은 후에 임신하는 것이 좋습니다.

임신 중에 발생하는 정상적인 신체 변화와 루푸스의 악화를 감별 진단하는 것이 중요합니다. 예를 들면, 임신 중에 관절을 연결하는 인대가 늘어나고(특히, 무릎) 붓는데, 이것이 루푸스 염증 때문에 올 수 있지만, 임신과정에서의 정상적인 신체변화일 수도 있습니다.

환자의 20%에서 임신 중에 갑자기 혈압이 상승하거나 소변에 단백이 나옵니다. 이런 경우는 아주 위험한 상태이나 즉시 치료해주면 산모에게 더 이상 해롭지 않고, 빨리 분만시켜주면 산모와 아이가 건강할 확률이 높습니다.

임신 중에 15~25%에서 루푸스가 악화될 수 있습니다. 징후는 피부홍반, 열, 림프선 비대, 관절염, 백혈구 감소, 보체감소, 항DNA 수치 증가 등이 있으며 담당의사와 함께 임신 유지와 치료에 대해서 결정해야 합니다.

태아 성장과 심박동에 이상이 생기면 태아에게 문제가 발생했음을 암시하는 첫 징후이므로 정기적으로 초음파(무해함)로 태아의 성장을 검사하는 것이 필요합니다.

● 신생아 루푸스

루푸스 산모가 자가 항체중 항Ro항체와 항La항체를 가진 경우에 1-2%정도에서 이 항체가 태반을 통과하여 태아의 체내로 들어감으로써 태아나 신생아에서 발병하는 질환입니다.

흔히 볼 수 있는 징후는 눈 주위, 안면, 두피 등에 원판형 발진을 보입니다. 가끔 간기능이 악화되고 혈핵학적 이상을 초래합니다. 이런 징후는 6개월 이내 대부분 저절로 회복되지만 가장 심각한 문제는 심전도 이상으로 부정맥을 유발하고 자연회복 되지 않기 때문에 대부분 심박동기를 부착해야하고 때로는 20%이하에서 사망합니다.

◉ 루푸스 치료

스테로이드가 도입되고 루푸스의 생존은 획기적으로 개선되었지만 침범된 장기와 병의 중증도와 활동성에 따라 적절한 치료방침을 결정해야 합니다.

〈비약물치료〉

일광차단 : 환자에서 광과민성을 보이는 경우가 많고 발병기전에 자외선이 역할하기 때문에 모든 환자는 적절한 일광차단을 권합니다. 일광차단크림(자외선 차단지수 15이상), 차양이 넓은 모자, 일광차단의복을 권합니다.

금연 : 흡연은 질병활성도 증가와 항말라리아제의 효과를 감소시키므로 금연을 권합니다.

영양 : 주로 부신피질 스테로이드 장기복용과 자외선 차단으로 인한 칼슘부족과 비타민D 부족을 보충해야 합니다.

〈비스테로이드항염제〉

관절통, 관절염, 발열 등에는 대증적으로 비스테로이드항염제를 사용합니다. 수많은 종류의 비슷한 약물이 있지만 목적은 면역 기능을 억제하기보다는 몸의 염증과 통증을 완화시키는데 있습니다. 대체적으로 수 일 이내 효과가 있고 증상이 호전되지만, 흔한 부작용으로 위나 장을 자극하여 복통을 유발하거나 위궤양 및 출혈을 초래합니다.

위궤양 및 출혈의 위험성이 있거나 고령인 경우는 COX-2 선택억제제 사용을 권유 합니다.

〈부신피질 스테로이드〉

루푸스 치료의 일차 치료제로 사용되고 있습니다. 혈중 반감기와 생물학적 활성이 다른 여러 종류의 스테로이드가 있지만 일반적으로 **프레드니솔론**이 널리 사용됩니다.

발열, 관절염, 피부발진 등의 가벼운 증상은 저용량의 프레드니솔론(30mg/일 이하)을 사용합니다.

루푸스신염이나 중요한 장기에 병변이 있는 경우는 고용량의 프레드니솔론(40-60mg/일)이 필요하고 질환이 급격히 진행하거나, 용혈성빈혈, 심한 혈소판감소증, 혈관염, 중추신경 루푸스인 경우는 스테로이드 충격요법(메틸프레드니솔론 1gm을 3일간 연속 사용)하거나 고용량의 프레드니솔론(60mg/일 이상)을 사용합니다.

생명이 위협적인 상황에서 수 시간 이내에 반응 효과를 볼 수 있고 루푸스 활동도가 높은 경우 필수적인 약입니다. 효과가 탁월한 반면 부작용도 심각하기 때문에 반드시 전문의사와 상담하여 복용하여야 합니다.

가장 흔한 부작용은 외형의 변화입니다. 얼굴이 둥근 모양으로 변하고 식욕이 좋아져서 체중이 증가하고 피부에 여드름이 생깁니다. 또한 지방의 재분포를 일으켜 얼굴과 배는 비대해지고 팔다리는 가늘어집니다. 피부는 종이처럼 얇아져 멍이 잘 듭니다. 정신 신경계 부작용으로 불안감, 극도의 긴장감, 흥분, 우울증 등이 나타나고 불면증이 생기기도 합니다. 그 외 부작용으로 당뇨를 악화시키고 혈압 상승, 백내장, 고지질혈증, 골다공증, 무혈골두괴사 등을 초래합니다.

〈항말라리아제〉

하이록시클로로퀸 : 경한 루푸스 치료에 가장 흔히 사용되는 것입

니다. 과거에는 말라리아 치료를 위해 사용했던 약물이지만 루푸스에는 피부 발진, 비스테로이드항염제로 조절되지 않는 열, 관절염, 구강 궤양 치료제로 사용합니다. 가장 흔한 부작용은 위장 장애이고 피부의 색소 침착 또는 발진, 근력 저하 등이 있고 고용량을 사용하는 경우에는 망막 장애를 유발하여 시력 장애를 일으킵니다. 이런 망막 장애를 예방하기 위해 약을 사용하기 전과 사용 후 매 6개월에서 1년 간격으로 망막과 시야 검진이 필요합니다.

〈면역억제제〉

루푸스신염, 중추신경성 루푸스와 같은 생명이 위험하고 예후가 심각한 경우, 다량의 스테로이드에 반응하지 않는 경우, 스테로이드 감량이 어려운 경우에 면역억제제가 사용됩니다.

사용되는 면역 억제제로는 시클로포스파미드, 아자티오프린, 사이클로스포린, 마이코페놀레이트모페틸, 메토트렉세이트가 있습니다.

시클로포스파미드 : 루푸스신염이 심한 경우나 중증의 전신홍반루푸스 치료에서 관해유도 요법으로 매우 중요한 치료제입니다. 증식성 루푸스신염(IV형)인 경우는 충격요법으로 $0.75{-}1.0mg/m^2$의 용량을 1개월 간격으로 정맥주사합니다. 경구로 매일 복용하는 경우도 있지만 충격요법이 부작용이 적습니다.

중요한 부작용으로 난소 기능부전이 있습니다. 루푸스는 대부분 가임기 여성에서 발생하는 질환이기 때문에 이 약제의 사용에 특히 주의가 요구됩니다. 또 다른 부작용으로 출혈성 방광염입니다. 방

75

광 독성을 예방하기 위해 충격요법 전에 충분한 수액주사로 방광을 채우고 메스나라는 약을 동시에 사용하여 부작용을 예방합니다.

아자티오프린 : 루푸스신염 및 중등도 또는 중증의 루푸스 치료에서 유지요법으로 많이 사용됩니다. 다른 면역억제제에 비해 임신에 안전하므로 가임기 여성에서 추천되는 약제입니다.

TPMT 유전체 결함이 있는 경우는 대사장애를 초래하여 심각한 부작용을 초래합니다. 사용 전에 이 유전체 결함을 확인하고 사용하면 가장 바람직하지만 현실적으로 어렵습니다. 저용량(25-50mg/일)부터 시작하여 조심스럽게 증량하는 것이 안전합니다.

심한 부작용으로 범혈구감소, 골수부전, 간부전, 심한 탈모 등이 발생하면 유전체 검사를 권장합니다.

요산강하제인 알로퓨리놀과 함께 사용하면 상호 대사 길항작용으로 부작용을 초래합니다.

마이코페놀레이트모페틸 : 퓨린대사 과정의 효소를 억제하여 구아노신 생성을 억제함으로 면역억제기능을 합니다.

특히 증식성 루푸스신염(IV형) 또는 막성 루푸스신염(V형)의 관해 유도치료로 전통적으로 사용해오던 시클로포스파미드를 대체하는 약으로 주목 받고 있습니다. 시클로포스파미드보다 독성이 작기 때문에 사용이 추천됩니다. 가장 흔한 부작용은 설사 및 위장장애입니다.

사이클로스포린 또는 **타크롤리무스**: T세포의 칼시뉴린을 억제하는 면역억제제입니다. 시클로포스파미드 또는 마이코페놀레이트모페틸로 증식성 루푸스신염(IV형) 또는 막성 루푸스신염(V형)의 관해유도치료에 실패한 경우에 사용하는 약물입니다. 특히 막성 및 증식성 루푸스신염의 유지요법으로 사용합니다.

타크롤리무스는 사이클로스포린보다 10~100배 강력합니다.

면역억제제의 부작용은 공통적으로 피를 만드는 조혈 기관을 억제하여 백혈구, 적혈구, 혈소판이 감소하므로 정기적 혈액 검사가 필요합니다. 우리 몸의 면역을 억제시키기 때문에 대상 포진과 같은 바이러스 감염이 잘 생깁니다.

〈생물학적제제〉

벨리무맙 : B세포의 생존, 성숙 및 활성화에 필요한 B세포 활성인자 (BAFF) 또는 B림프구 자극인자(BLyS)라고 불리는 인자가 B세포 표면의 수용체와 결합하는 것을 막아 B세포 활성화를 억제하는 작용을 합니다. 기존 면역억제제에 반응이 없는 활동성 루푸스에 사용합니다. 첫 정맥 주사 후 2주, 4주째 주사하고 그 후 매 4주 간격으로 주사합니다.

리툭시맙 : B세포 표면에 발현되는 CD20에 선택적으로 작용하여 B세포를 제거함으로써 B세포의 항원제시세포 기능과 시토카인 분비 기능을 제거하는 단클론항체입니다. 고용량 스테로이드 또는 시클로포스파미드 치료에 반응이 없는 루푸스에 사용합니다.

전신홍반루푸스의 생물학적제제의 치료효과는 기대와 달리 좋지 않습니다.

6장 항인지질항체증후군

● 항인지질항체증후군이란?

인지질에 대한 자가항체인 항카디오리핀항체나 루푸스항응고인자와 연관되어 반복적으로 동맥, 정맥에 혈전증, 습관성 유산, 혈소판 감소 등이 나타나는 질환입니다. 주로 젊은 여성에서 이유 없이 빈번한 유산을 경험하거나 뇌졸중을 겪고 난 뒤에 진단되는 경우가 많습니다. 전신 홍반루푸스와 같은 자가면역질환에 빈번히 동반되어 나타나는 경우가 많은데 이런 경우를 2차성 항인지질항체증후군이라 하고 명백한 기저질환이 없는 경우를 원발성이라고 합니다. 대부분 혈전을 일으키는 다른 질환들은 정맥에서 혈전이 생기지만 이 질환은 동맥에 혈전을 일으키고 동맥에 혈전을 유발하는 다른 자가면역질환과 달리 혈전 부위에 혈관염이 동반되지 않고 단지 혈전만 형성되는 것이 차이점입니다.

● 원인

- 유전적 소인
- 환경인자

확실한 원인은 아직 밝혀지지 않았고 추정되는 유전적 소인으로 사람백혈구항원(HLA-DR7, -DR4)와 상관관계가 있고 환경인자로는 여성호르몬인 에스트로젠과 바이러스, 매독, 박테리아 감염이 원인으로 추정됩니다.

다양한 원인으로 혈액 내에 출현한 항인지질항체에는 다양한 항체가 포함되어 있습니다. 그 중에 항카디오리핀항체가 대표적이고 카디오리핀에 부착된 베타2글리코프로테인(β2-glycoprotein I)에 이 항체가 반응함으로써 혈전이 형성됩니다.

● 증상과 징후

〈혈전증상〉

동맥 혹은 정맥 혈전은 신체 어디에서나 반복적으로 발생하고 부위에 따라 다양한 증상을 나타냅니다. 정맥 혈전은 하지의 심부정맥에서 가장 흔히 발생하고 이환된 하지가 붓고 통증이 있습니다.

동맥 혈전은 흔히 뇌혈관 혈전으로 인한 뇌졸중, 일시적 허혈성 발작이 올 수 있고 심장, 폐, 콩팥, 안구, 위장관, 사지에 침범하여 괴사, 천공, 출혈을 초래하기도 합니다. 초음파, 동맥 정맥 혈관촬영으로 확인되거나 조직검사에서 혈관 혈전이 객관적으로 증명된 혈관성 혈전만 진단에 인정됩니다.

〈습관성 유산〉

일반적 유산은 임신초기에 발생하지만 항인지질항체증후군으로 인한 유산은 임신 중기나 말기에 일어나는 것이 특징입니다. 탈락막과 태반의 혈전 형성으로 인한 태반 기능 부전이 발생하여 태아가 사망하게 됩니다.

◉ 혈액검사

ELISA를 이용한 IgG, IgM 항카디오리핀항체와 루푸스항응고인자, 베타2글리코프로테인(β2-glycoprotein I) 검사가 가장 많이 이용되는 검사입니다. 12주 간격으로 2번 이상 중등도 이상의 역가로 양성인 경우에 진단적 증거가 됩니다.

그 외 위양성 매독혈청반응, 혈액응고시간 연장, 혈소판 감소가 있습니다.

- 임상적 기준

  <혈전증상>

  한 번 이상 동맥 혹은 정맥 혈전이 발생

  <유　산>

  -임신 10주 이후에 발생한 원인불명의 사산

  -3회 이상 특별한 이유 없이 임신 10주전 유산

  -한 번 이상 임신 34주전 조산한 경우

- 혈액검사 기준

  [12주간격 2회 이상 중등도 역가 양성]

  - IgG, IgM 항카디오리핀항체 양성

  - 루푸스항응고인자 양성

  - 베타2글리코프로테인(β2-glycoprotein I) 양성

⊙ 진단

적어도 임상적 기준과 혈액학적 기준에 한 가지 이상 부합한 경우에 진단할 수 있습니다.

⊙ 치료

치료 목적은 혈전의 급성기 치료와 혈전 재발 예방에 있습니다. 일상생활에서 혈전의 위험인자를 제거하기 위해 금연과 고혈압 및 고지혈증을 조절하고 경구피임제 복용을 중단해야 합니다. 전신홍반루푸스와 다른 자가 면역 질환에 동반되어 발생하는 경우가 많기 때문에 이런 질환 치료와 병행해야 합니다. 대부분 환자에서 임신문제와 결부되어 있기 때문에 정상 임신유지와 분만이 가장 중요합니다.

〈약물치료〉

약물치료는 항지질항체증후군 자체를 치료하기보다는 이미 형성된 혈전을 용해하거나 혈전을 예방하는 목적으로 사용합니다.

급성 동맥 혈전증인 경우는 혈전용해제인 조직플라즈민활성제(tPA) 혹은 항응고제인 **헤파린**을 사용할 수 있습니다. 많은 항지질항체증후군에서 혈소판이 감소되어 있기 때문에 이런 약을 사용할 때 출혈 위험성이 높으므로 주의해야 합니다.

간혹 헤파린은 과민반응으로 혈소판이 급격히 감소할 수 있기 때문에 자주 출혈시간(aPTT)과 응고시간(INR)을 측정하여 약물 농도를 조절합니다. 코피가 나온다거나 양치질 중에 잇몸에서 출혈이 지속되면 담당의사에게 이야기해야 합니다. 임신 중에는 출혈의 위험성이 낮은 저분자량 헤파린 사용을 권장합니다.

만성기에는 재발방지가 중요합니다. 경구로 저용량의 **아스피린**이 가장 많이 사용되고 경우에 따라서는 다른 항혈소판제, 항응고제, 헤파린 피하주사 등이 사용됩니다. 저용량의 아스피린은 항혈소판제로 사용되며 안전하게 장기간 사용할 수 있지만 드물게 위장장애와 위출혈을 유발할 수 있습니다.

항응고제인 **와파린**은 주요 장기에 혈전이 형성된 경우에 사용할 수 있지만 항응고시간이 충분히(INR 3 이상) 유지되어야만 유용성이 있고 뇌출혈과 같은 위험부담이 있기 때문에 정기적 검사와 주의가 요합니다. 또한 **아자티오프린**과 같은 약과의 상호 작용으로 약물농도를 높일 수 있기 때문에 아자티오프린과 함께 사용하면 부작용에 대해 특별히 주의해야 합니다.

면역억제제는 아직 그 효용성이 입증되지 않았기 때문에 사용되지 않고 있습니다.

〈혈소판 감소 치료〉

경증의 혈소판 감소증은 특별한 치료가 요하지 않습니다. 혈소판이 5만/mm³이하인 경우에는 치료가 필요합니다. 부신피질 스테로이드(프레드니솔론), 다나졸, 면역억제제, 감마글로불린이 사용되고 있습니다.

〈임신시 치료〉

이전에 유산이나 혈전증의 경험이 없는 사람에게는 치료할 필요가 없습니다. 유산의 기왕력이 있는 임산부는 임신동안 소량의 **아스피린**이나 **저분자량 헤파린** 피하주사가 사용됩니다. **와파린**은 기형을 유발할 수 있기 때문에 임신시 사용해서는 안 됩니다.

7장 전신경화증

● 피부경화증 혹은 전신경화증이란?

피부경화증은 딱딱한 악어 피부 같이 피부가 굳어지는 질환이고 전신경화증은 피부뿐만 아니라 내부 장기까지 굳어지는 질환입니다. 추운 날씨나 차가운 물에 손이나 발을 노출시 창백하게 변하는 레이노 현상과 손가락 피부를 포함하여 서서히 피부가 딱딱하게 굳어가는 만성 질환입니다. 전신경화증인 경우는 폐섬유증, 식도장애, 장기능 장애를 초래 합니다. 여자에서 남자보다 3-5배정도 흔히 발생하고 35세에서 64세 사이에 흔하지만 모든 연령에서 발생 할 수 있습니다.

발생빈도 인구100만 명에 10명 정도 발생 한지만 발생원인은 아직 명확하지 않고 자가면역 장애로 인한 소혈관의 혈관병증과 섬유화로 인해 발생하는 것으로 추정 합니다.

● 원인

- 섬유아세포이상 ● 혈관이상 ● 마이크로키메리즘

섬유아세포에서 분비되는 세포외 물질에 의해 섬유화가 됩니다. 피부경화증 환자에서는 섬유아세포에서 시토카인(IL-1a)이나 조직성장인자(TGF-β, PDGF)가 비정상적으로 작용하여 콜라겐 생산이 항진되어 발생하는 것으로 보고 있습니다. 다른 한편으로는 과잉 생산된 콜라겐을 파괴하는 기질 파괴효소(matrix metalloproteinase, MMP)에 억제 작용하는 기질파괴억제효소(TIMP)의 과잉으로 콜라겐 생성을 제대로 억제하지 못해서 과잉 축적된 것으로 보고 있습니다.

피부경화증 환자의 대부분에서 증가된 혈관수축인자(endothelin-1)가 혈관수축으로 레이노현상에 관여할 뿐만 아니라 혈관내피세포와 평활근에 작용하여 혈관내막의 비후에 관여 할 것으로 봅니다.

마이크로키메리즘(microchimerism)은 남아출산 경험이 있는 피부경화증 여성에서 출산 후에 남아세포가 장기간 남아 있고 이것이 모친에게 면역학적 반응을 유발하여 전신경화증을 유발한다는 주장입니다. 하지만 남성과 미혼의 여성에는 설명 되지 않는 부분이 있습니다.

● 증상

초기에는 염증으로 손가락이 붓고 주름이 없어지고 홍반과 가려움증, 피부통증이 발생합니다. 아침에 주먹쥐기가 힘들고 뻑뻑하기 때문에 손가락 관절염이나 힘줄염으로 오인하게 됩니다.

레이노현상(추운 날씨나 차가운 물에 손이 노출 되거나 감정적 스트레스로 손가락이 창백하게 변하는 현상)이 거의 대부분에서 나타나고, 손끝이 혈관 경색으로 함요, 궤양, 괴사를 초래합니다. 손바닥이나 얼굴에 다양한 말초혈관 확장증도 흔히 나타납니다.

좀 더 시간이 지나면 손가락 또는 발가락 피부가 딱딱해지는 가락피부경화증으로 진행합니다. 손가락피부경화증이란 손의 중수지관절 아래쪽으로 피부경화가 온 것을 뜻합니다.

피부경화의 진행은 3단계를 거칩니다. 초기는 **부종기**로써 아침에 손가락이 붓거나 뻑뻑하고 당기는 느낌이 있고 팔과 다리가 붓기 시작하며 손가락으로 누르면 쏙쏙 들어가는 현상을 볼 수 있습니다.

2단계는 **경화기**로써 부었던 피부가 단단해지고 탄력이 없어집니다. 수개월에서 수년간 서서히 광범위하게 피부경화가 형성 됩니다. 피부에 있는 땀샘이 없어져 손과 발이 땀이 나지 않고 모세혈관이 확장되어 피부가 붉은색 그물모양의 망사형 피부가 됩니다.

피부의 멜라닌 세포 파괴로 희게 변하고 그렇지 않는 피부와 대조를 이루어 소금과 후추를 함께 섞어 놓은 모양이 됩니다.

얼굴의 잔주름이 없어지고 윤택한 모습으로 변하며 표정을 지을 수 없어집니다. 때로는 입주위가 경화되어 입을 크게 벌릴 수가 없습니다.

마지막 3단계인 **위축기**가 되면 단단하게 굳은 피부가 점점 부드러워 정상 피부 모양으로 변하게 됩니다.

소화장기가 침범되며 그 중에 특히 식도 평활근에 침범하여 식도 운동저하를 초래 합니다. 따따한 음식을 잘 삼키지 못하고 위산이 역류하여 앞가슴에 통증을 호소하며 심한 경우는 기도로 흡입되어 흡입성 폐렴을 초래합니다. 대장과 소장을 침범하여 세균증식과 흡수장애로 복부 팽만과 통증 및 설사를 유발합니다.

관절통과 관절염도 잘 동반됩니다.

폐에 침범하여 폐 간질섬유화를 흔히 유발하며 마른기침, 진행성 호흡곤란 등의 증상을 호소합니다.

심장에는 심근섬유화로 심부전 및 부정맥을 일으킵니다.

폐동맥 고혈압을 일으켜서 운동성 호흡곤란을 호소합니다. 사망률이 높기 때문에 심초음파를 통해 조기진단 및 심도자술을 통해 확진이 필요합니다.

근육에 침범하여 경증에서 중증까지 근병증을 초래합니다.

동양인에서는 드물지만 콩팥을 침범하여 치명적인 고혈압과 급성신부전을 초래하는 콩팥위기(renal crisis)을 유발합니다.

경화증의 종류

〈광범위 전신경화증〉

피부경화가 팔꿈치나 무릎 위쪽까지 심지어 체간까지 침범하고 폐, 위장관, 신장, 심장까지 침범합니다. 레이노현상이 발생 후 빠르게 진행합니다. 자가 항체(항Scl-70항체, 항topoisomerase I항체) 양성의 빈도가 높고 그 외 항 RNA polymerase III 항체가 특이 항체입니다. 예후는 10년 생존율이 40-60%입니다.

〈제한 전신경화증〉

피부경화가 팔꿈치나 무릎 아래쪽에 국한되어 있고 레이노 현상이 수년에서 수십 년간 선행한 후에 서서히 진행합니다. 항중심체(centromere)항체가 양성으로 나타나며 예후는 광범위 전신경화증보다 좋고 10년 평균 생존율은 70%이상입니다. CREST 증후군(피부석회화, 레이노현상, 식도 기능이상, 가락피부경화증, 말초혈관 확장증)이 발생하기도 합니다.

〈피부경화증〉

전신경화증과 다르게 다른 장기는 침범하지 않고 오직 피부와 피하조직에만 병변을 유발합니다. 피부에 국소적으로 불규칙적 원형 혹은 타원형의 섬유성 피부 및 피하조직을 형성하는 **반상피부경화증**과 길게 띠모양을 이루는 **선피부경화증**이 있습니다.

◉ 진단

주 항목을 만족하고 부 항목 중 2가지 이상 해당되면 진단이 가능합니다.

<주 항목>
• 근위부 피부경화증
 (손의 중수지관절 또는 발의 중족지관절
  위쪽으로 피부경화)

<부 항목>
1. 가락피부경화증 : 손발의 중지관절 아래에 국한된 피부경화
2. 손가락 끝의 함몰반흔 혹은 연부조직 소실
3. 양측 폐섬유증(pulmonary fibrosis)

최근에는 더 조기에 진단 할 수 있도록 새로운 진단법을 발표하였습니다. 총점수가 9점 이상이면 전신경화증으로 진단합니다.

주 항목	부 항목	점수
1. 손가락 중수지관절 위쪽까지 피부경화		9
2. 손가락 피부경화	손가락 부종	2
(더 높은 점수만 셈함)	손가락 피부경화	4
3. 손가락 끝 병소	손가락 끝 궤양	2
(더 높은 점수만 셈함)	손가락 끝 함몰 반흔	3
4. 모세혈관확장증		2
5. 손톱주름모세혈관 이상		2
6. 폐동맥고혈압 또는 간질폐렴 (최대점수 2)	폐동맥고혈압	2
	간질폐렴	2
7. 레이노현상		3
8. 전신경화 관련 항체	항중심체항체	
(최대점수 3)	항Scl-70항체	3
	항RNA polymerase III 항체	

● **치료**

치료는 침범된 각 조직장기의 대증적 치료가 대부분이고 피부경화증 자체를 치료 할 수 있는 뚜렷한 치료제는 아직 없습니다.

〈피부경화증 치료제〉

오래 전부터 여러 면역억제제들이 시도되어 왔습니다. 대표적인 약물이 **페니실라민**으로 피부경화증, 심한 가락피부경화증, 진행성 전신경화증 초기에 사용됩니다. 부작용으로 위장장애, 미각변화,

혈액이상, 신장애를 유발하기 때문에 소량에서 시작하여 서서히 증량해야 합니다.

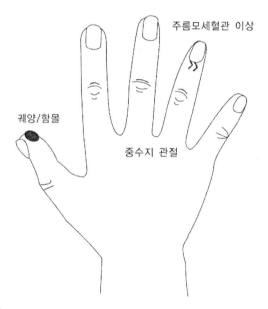

메토트렉세이트, 시클로포스파미드, 마이코페놀레이트모페틸이 피부 경화 완화에 효과가 있습니다. 임신동안에 피부가 아주 부드러워 지는 점을 착안하여 **릴락신**의 피하주사를 시도하기도 하고 자가줄기세포이식 치료를 시도하고 있고 상당한 호전이 있다고 보고합니다.

〈피부관리〉

손이 잘 마르고 상처가 나기 쉽기 때문에 매일 손과 발에 윤활 로숀을 바르도록 해야 합니다. 가려움증도 자주 경험하게 되는데 이 때는 항히타민제를 복용하거나 피부연고를 바르면 도움이 되지만 대개 시간이 지나면 저절로 호전 됩니다.

피부궤양이 있는 경우는 순한 비누와 깨끗하고 따뜻한 물로 자주 씻고 항생제 연고를 바르고 통증이 있는 경우는 진통성 연고를 바르면 도움이 됩니다. 궤양부위에 이차 감염이 잘 되므로 주의해야 합니다. 만약 고름이 잡히고 붉게 달아오르거나 열감이 있으면 항생제가 필요 합니다.

〈레이노현상 치료〉

대부분 환자에서 레이노현상이 있기 때문에 가장 우선적으로 치료해야 할 증상입니다. 손과 발의 증상을 호전 시키는 것뿐만 아니라 심장, 폐와 같은 내부장기의 혈관 수축도 완화시키기 때문입니다.

흡연자는 반드시 금연하고 겨울철에는 몸을 따뜻하게 보호하고 장갑을 착용하여 손뿐만 아니라 몸 전체를 추위에 노출 시키지 않도록 해야 합니다.

레이노현상이 심하면 말초혈관을 확장시키기 위해 **니페디핀**과 같은 칼슘통로 차단제, 안지오텐신II수용체 길항제와 나이트로그리세린 크림 등이 레이노현상에 많은 도움이 됩니다.

프로스타글란딘-E1(PGE1)제제(**알프로스타딜**) 정맥주사도 도움 됩니다. 손가락이나 발가락에 궤양 일어나는 경우에는 강력한 혈관확장제인 엔도텔린수용체(endothelin receptor) 길항제(**보센탄**)을 사용합니다. 보센탄은 태아 및 간독성이 있기 때문에 사용 전에 반드시 간기능 검사와 임신 검사를 해야 합니다.

사용 후에도 매달 간기능 검사를 해야 하고 AST/ALT가 정상범주의 2배 이상 증가하면 사용을 중단해야 합니다.

수술적 치료로 **교감신경절제술**을 이용 할 수 있습니다.

손가락이나 발가락에 괴사가 있는 경우는 이차적 감염을 조절하고 레이노현상을 치료하면 병변부위가 재생되는 경우가 있기 때문에 당장 절단 수술은 피하는 것이 좋습니다.

〈폐동맥고혈압〉

폐동맥고혈압은 전신경화증의 동반하는 중한 합병증이므로 조기 진단과 치료가 중요합니다. 폐동맥고혈압이 생긴 경우는 대체적으로 예후가 좋지 않습니다. 지속적 저농도 산소공급, 금연, 항응고제 투여, 우심실부전 교정과 같은 보조적 치료가 필요합니다.

강력한 혈관확장제인 엔도텔린수용체 길항제(경구용 **보센탄**, 경구용 **암브리센탄**)과 프로스타사이클(PGI2)제제(**일로프로스트** 흡입 또는 정맥주사, **에포프로스테놀** 정맥 주사, **트레프로스티닐** 피하주사, 경구용 **베라프로스트**)가 있습니다.

포스포디에스테라제(PDE-5) 억제제(**실데나필**, **타다나필**)도 도움이 됩니다.

〈위장관 장애 치료〉

식도에 병변이 있는 경우는 역류성 식도염으로 앞가슴이 쓰리고 역류감이 있거나 연하장애가 가장 흔하게 나타납니다. 수면시 상체를 높게 해야 하며 야간에 식사나 간식을 피해야 합니다. 한꺼번에 많이 먹지 말고 소량 여러 번 먹는 것이 좋습니다. 식사 후 최소한 두세

시간 동안은 눕지 마십시오.

금연 금주가 도움이 되며 커피와 초콜릿 등도 피하십시오. 제산제와 위궤양치료제인 H2억제제가 도움이 되고 증상이 심한 경우는 프로톤펌프억제제(PPI)가 효과적입니다. 조기 포만감, 구토, 잦은 구역질이 있다면 위무력증으로 인한 것을 생각할 수 있고 위장운동촉진제가 도움이 됩니다.

식후에 가스가 차고 설사, 체중감소, 흡수장애등이 있으면 소장운동장애를 고려하고 경구용 광범위 항생제제와 장운동 촉진제를 사용합니다.

〈근골격계 치료〉

근육통, 힘줄인대염, 근무력증, 관절염이 잘 동반되고 비스테로이드 항염제나 소량의 부신피질 스테로이드, 진통제로 조절이 가능 합니다. 초기부터 적극적 물리치료가 필요하고 매일 스트레칭운동을 하여 관절이 구축되는 것을 예방하는 것이 좋습니다.

근무력증이 동반된 이차성 다발근염은 부신피질 스테로이드 혹은 메토트렉세이트가 사용 됩니다.

〈심폐병변 치료〉

폐 간질섬유화와 폐동맥고혈압이 잘 동반됩니다. 폐 간질섬유화 치료는 소량의 부신피질 스테로이드와 함께 **시클로포스파미드**가 가장 효과적 입니다. 혹은 마이코페놀레이트모페틸을 사용 하기도하며 때로는 인터페론 감마 주사가 시도 됩니다.

심낭염과 울혈성 심부전, 부정맥에 대한 치료가 필요합니다. 심낭염이 심하여도 대부분은 심낭 천자를 하지 않고도 호전되고 심부전은 디곡신과 이뇨제치료가 필요 합니다.

〈콩팥위기 치료〉

콩팥위기는 전신경화증에서 가장 치명적인 부작용 입니다. 사망률이 매우 높기 때문에 응급치료가 요합니다. 고혈압 치료제인 **안지오텐신전환효소(ACE) 억제제**가 가장 효과적으로 위기를 넘길 수 있는 약입니다. 그 외 안지오텐신II수용체 억제제가 사용 됩니다. 갑자기 혈압이 상승하고 소변양이 줄어들면 주저 없이 이약을 사용해야 위기를 벗어 날 수 있습니다.

8장 염증근염

● 다발근염과 피부근염 이란?

이 두 질환은 자가면역 기전에 의해 골격근육에 비화농성 염증으로 근육조직에 림프구가 주로 침착하여 발생합니다. 일어서거나 팔을 머리 위로 올리기가 힘든 진행성 근무력증을 호소하는 질환입니다. 피부근염은 이런 증상과 함께 얼굴과 손등에 특징적인 피부 발진을 보입니다. 100만 명 중 2-3명에서 발생하고 여자에서 남자보다 두 배 정도 흔하고 소아의 경우 10-15세, 성인에서는 45-60세 사이에서 많이 발생합니다.

● 원인

- 유전적 소인   • 악성종양   • 환경인자

확실한 원인은 아직 밝혀지지 않았습니다. 추정되는 원인으로는 유전적 소인으로, 다발근염에서 특정 사람백혈구항원(HLA-B1/HLA-DQ)

이 정상인에 비해 출현 빈도가 높지만 인종과 종족에 따라 차이가 납니다. 다른 원인으로 중년에서 발생하는 피부근염에서는 폐암, 난소암의 이차적 징후로 출현하기 때문에 악성종양이 원인으로 간주되고 있으며 환경인자로 바이러스, 세균, 기생충, 약물 등에 의해서도 발생한다고 주장합니다.

● 임상증상

특징적인 임상 양상은 좌우 대칭적으로 근위부 근육의 쇠약과 피로감, 식욕부진 등의 전신 증세가 있습니다.

〈다발근염〉

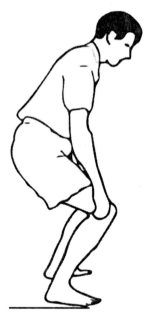

다발근염의 주요 증세는 서서히 진행하는 근위부 근육의 쇠약입니다. 흔히 보는 증상은 의자나 침대에서 혼자 일어나기 어렵고 일어날 때 팔로 지지해서 겨우 일어납니다. 쪼그려 앉았다가 일어나거나 쪼그려 설 수가 없습니다[그림]. 머리 위로 팔을 들어 올리는 행동(선반에 책을 올리거나 머리 손질 등)에 심한 장애가 있습니다.

식도 상부가 침범되면 음식을 삼키기가 어려워지고 물을 마시다가 심한 기침을 하거나 음식이 기도로 넘어가서 흡인폐렴을 초래합니다.

폐실질 조직에 염증을 유발하여 **간질폐렴**이 발생하지만 이와 별개로 호흡근육의 약화로 호흡부전을 일으킬 수 있습니다.

때로는 질병이 서서히 진행하기도 하는데 발열, 엄지 및 검지 바닥면의 피부가 갈라지거나 추운 겨울 날씨나 차가운 물에 손발이 노출되면 창백해지고 붉게 변하는 **레이노현상**, 손톱 주변의 경색이나 궤양이 나타나기도 합니다.

〈피부근염〉

피부근염은 햇빛에 노출된 부위에 전반적인 홍반을 나타내는 광과민성과 얼굴, 목, 전방 상측 흉부에 "V" 형태의 홍반이 발생합니다. 피부근염의 특징적인 발진은 상안검에 연보라발진과 손가락의 근위지관절 또는 중수지관절 바깥 면에 비늘모양의 구진(고트론 구진)입니다.

〈피부 및 연조직〉

피부의 각피가 불규칙하게 비후되어 손가락과 손바닥이 거칠어져서 손바닥 표면의 균열이 심하여 손을 거칠게 사용하는 기계공 손(mechanic's hand)처럼 보입니다.

소아의 피부근염에서는 연조직에 석회화가 잘 발생합니다. 단순 X선 검사에서 연조직에 석회화를 발견할 수 있고 피부아래 결절이 손으로 만져지기도 합니다.

피부근염에서 근육의 증상은 매우 다양하여 근육의 쇠약이 현저한 경우부터 전혀 증세가 없는 경우까지 다양하고 약 절반에서 다발 관절통을 호소하고 관절염도 종종 동반됩니다. 약 30%에서 열을 동반하며 드물게 레이노현상이 나타납니다. 식도, 폐, 심장의 침범은 다발근염과 유사합니다. 단 50세 이상 중년층에서 피부근염이 발생한 경우는 10%에서 악성종양이 동반되기 때문에 반드시 유의해야 합니다.

검사

혈액검사에서 근육효소인 크레아틴카이나제(CK), 알도라제가 비정상적으로 증가되어 있고 간기능검사에서 LDH(lactic dehydrogenase), 간효소(AST, ALT)가 비정상적으로 상승되어 있습니다.

자가항체인 항핵항체(ANA)가 80%에서 양성이고 근육염에 특이적인 항체인 항Jo-1항체가 20-30%에서 양성으로 나오기도 합니다.

영상진단으로 자기공명영상(MRI)이 비침습적 방법으로 근육 염증을 확인하기 위해 사용되기도 합니다.

근육염을 진단하기 위해 근전도 검사를 필수적으로 해야 하고 확진을 위해서는 근조직 검사를 실시합니다.

진단

- 다발근염: ①+②+③+④
- 피부근염 : 특징적 피부발진 + ①,②,③,④ 중 3가지 이상
  - ① 대칭성 근력소실
  - ② 근생검상 양성
  - ③ 근전도검사상 양성
  - ④ 근육효소의 증가
  (크레아틴키이나제, 알도라제, LDH, AST/ALT)

🔵 치료

급성 염증기에는 격한 운동은 절대 삼가고 침상에서 안정가료를 취하며 근육염증이 소실되면 서서히 점진적으로 운동량을 증가해야 합니다.

〈약물치료〉

1차 선택 약제인 고용량의 부신피질 스테로이드(**프레드니솔론** 40-60mg/일)를 하루에 한번 혹은 나누어서 복용합니다. 근력 회복 정도와 근육효소에 따라서 서서히 감량 합니다.

스테로이드가 근염 치료에 매우 효과적인 일차약이지만 스테로이드 자체로 인해 근력이 떨어지는 스테로이드 근병증을 유발할 수 있습니다. 근염의 악화와 스테로이드 근병증을 구별하기가 어렵습니다. 근육효소가 정상이면서 근력이 떨어지는 경우는 스테로이드 용량을 감소하면 회복되는데 이런 경우는 스테로이드 근병증으로 진단할 수 있습니다. 스테로이드를 장기간 사용해야 되는 경우가 많고 감량할 때는 재발을 방지하기 위해 2주에 10% 정도 감량하는 것이 좋습니다.

4-6주간 고용량의 부신피질 스테로이드 사용에도 반응이 부적절한 경우는 **메틸프레드니솔론** 1그램을 3일간 사용하는 충격요법을 시도하고 이차약인 면역억제제를 추가합니다.

2단계로 면역억제제(**아자티오프린, 메토트렉세이트, 마이코페놀레이트모페틸**)를 사용합니다. 이런 약을 사용해도 반응이 없는 경우는 **감마글로부린** 대량 정주 요법을 시도 합니다.

이런 약들에도 반응이 없는 경우는 다른 근육질환인 봉입체근염, 유전성 근질환, 대사성 근질환, 스테로이드 근병증을 고려해야 합니다.

9장 쇼그렌증후군

◉ 쇼그렌증후군이란?

원인 불명으로 눈물샘과 침샘에 림프구가 침윤함으로써 안구건조와 구강건조가 특징인 만성 염증 질환입니다. 1933년 스웨덴의 안과의사 Henrik Sjögren이 이 질환에 대해 상세히 보고함으로써 알려지기 시작했습니다.

안구와 구강 외에 피부, 비뇨기, 위장관, 호흡기 등을 침범하고 자가항체인 항Ro항체와 항La항체 및 류마티스인자가 출현하는 전신성 자가면역 질환입니다. 주로 50-60대 여성에서 볼 수 있고 남녀 비는 1:10 정도입니다.

다른 자가면역 질환(류마티스관절염, 전신홍반루푸스, 피부경화증, 다발성근염, 혼합결합조직질환, 혈관염)이나 만성 질환(만성갑상선염, 만성활동성간염, 원발쓸개간경화증)에 동반되어 나타난 경우는 2차 쇼그렌증후군으로 분류하고 그렇지 않는 경우는 원발 쇼그렌증후군이라고 합니다.

● 원인

- 유전적 소인   · 면역이상   · 환경요인

아직 명확한 원인은 밝혀지지 않았지만 가족력이 2.2% 정도이고 일
란성 쌍생아의 일치율이 25%이기 때문에 유전적 소인이 있다고 생각하
며 여기에는 사람백혈구항원(HLA-DR3)이 관여될 것으로 추정 합니다.

환경요인으로 바이러스 감염 특히 Ebstein-Barr 바이러스 감염과
연관되어 있음이 보고되고 있습니다. 눈물샘과 침샘의 면역조직검사
에서 침윤된 림프구의 대부분이 조력 T세포(CD4)이며 이 T세포의 수
용체(TCR)가 특정 유전자(TCR Vb)에 편중되어 있음을 볼 때 면역
이상이 관여할 것으로 추정됩니다.

● 증상과 징후

〈건조증상〉

가장 흔히 볼 수 있는 증상은 안구건조증으로 눈이 마르고 이물질
이 들어 간 것 같은 불편함을 느낄 수 있습니다. 건조성 결막염, 각
막미란과 궤양을 초래하기도 합니다.

구강건조증으로 자주 입안이 마르고 크래커나 빵을 먹기가 매우 힘
듭니다. 심하면 혀의 균열이 생깁니다. 침분비장애로 구강세균증식이
심하여 충치가 흔히 동반됩니다. 그 외 질건조로 성행위시 통증을 경
험합니다.

〈관절증상〉

흔히 관절염과 관절통이 동반되지만 대부분 경미하고 일과성입니다.

〈호흡기 증상〉

50% 이상에서 호흡기를 침범하여 기관지 건조를 초래합니다. 정상적 객담 배출이 어렵고 마른기침을 하고 자주 상기도염이 동반됩니다. 간질폐렴이 동반되기도 합니다.

〈소화기〉

위축성 위염과 위식도역류질환이 잘 동반됩니다. 혈청 알카리 인산분해효소(ALP)가 증가된 경우는 원발쓸개간경화증(primary biliary cirrhosis) 발생을 의심해야 합니다.

〈신장〉

신장 간질에 림프구 침윤으로 인한 간질신염이 가장 많고 50%에서 요농축 능력이 저하되어 있으며 간혹 신세뇨관산증이 동반됩니다. 원위세뇨관산증(Type I RTA)이 가장 흔하고 혈중 칼륨부족으로 근육마비와 근력 저하를 호소합니다. 이와 함께 신석회증, 골연화증이 동반되기도 합니다.

그 외 레이노현상, 혈관염, 중추신경상애, 말초신경장애, 피부에 사반, 홍반이 동반되기도 합니다. 침샘 림프선이 흔히 커지며 비호즈킨 림프종의 발생 비율도 높습니다.

● 검사

눈물(안)검사: 간단한 검사는 아래 안검에 시험지를 걸치고 5분동안 5mm이하로 눈물이 젖을 때 양성으로 판단합니다(Schirmer 검사).

각막에 형광색소를 도포함으로 각결막상피의 손상을 확인하는 Rose Bengal 검사와 Fluorescein 검사도 도움이 됩니다.

눈물필름 파괴시간 측정도 진단에 도움이 됩니다. 형광물질을 눈에 점안하고 사라지는 시간을 측정하여 10초 이하이면 비정상 입니다.

침샘검사: 침분비량 검사로 침 분비 자극 없이 15분 동안 컵에 침을 모아서 그 양이 1.5ml 이하면 비정상입니다.

침샘 스캔검사, 침샘 조영술, 침샘 초음파 검사가 시행됩니다. 확진을 위해 아래 입술의 작은 침샘 생검을 실시하여 림프구 침윤정도를 확인합니다.

혈액검사: 다양한 자가항체가 출현합니다. 항핵항체(ANA)가 80%에서, 류마티스인자가 90%에서 양성입니다.

쇼그렌증후군 특이항체인 항Ro항체와 항La항체가 50-90% 정도에서 검출됩니다.

● 진단

I. 안증상(3가지 항목 중 1개)
- 3개월 이상 매일 안구 건조증
- 눈에 모래나 자갈이 들어간 느낌
- 안약을 하루 3회 이상 사용

II. 구강증상(3가지 항목 중 1개)
- 3개월 이상 구강건조
- 침샘이 반복적 혹은 항상 붓는다
- 마른 음식을 먹을 때 물을 자주 마심

III. 안검사(2가지 항목 중 1개)
- Schirmer 검사 양성(5분간 5mm 이하)
- Rose Bengal 검사(4점 이상)

IV. 병리조직검사
입술 작은 침샘 생검에서 focus점수 1 이상

V. 침샘 검사(3가지항목 중 1개)
- 침샘 스캔
- 이하선 침샘조영검사
- 비자극 침분비검사(15분간 1.5ml 이하)

VI. 혈청 자가항체검사(3항목 중1개)
- 항Ro항체 혹은 항La항체
- 항핵항체
- 류마티스인자

진단에서 제외기준;
두경부 방사선 치료 과거력, C형 간염, AIDS, 유육종증, 아밀로이드증, 이식편대숙주반응, 약물복용(항우울제, 항정신제, 부교감신경차단제)이 있는 경우

진단 기준: 항목 V 또는 VI을 만족하고 6가지 항목 중 4가지를 만족하는 경우 또는 객관적 항목 (III, IV, V, VI) 가운데 3개 이상 만족하면 진단이 가능합니다.

● 치료

〈안구 및 구강건조증 치료〉

안구건조증으로 각막상피가 손상되어 시력저하 및 실명이 올 수 있기 때문에 인공누액을 사용합니다. 방부제가 첨부된 것은 오래 사용할 수 있지만 방부제에 의해 각막 손상을 받을 수 있습니다. 반면 방부제가 없는 경우는 오염이 잘 되므로 한 번 뚜껑을 열면 재사용할 수 없습니다. 안구 건조 보호용 안경, 누공 폐쇄법 등도 효과적입니다.

구강 건조는 인공 침을 사용 할 수도 있고 침 분비를 촉진시킬 수 있는 무설탕 껌 등을 권장 합니다.

침 분비 촉진제로는 무스카린 수용체 약물인 **필로카르핀**과 **세비메린**이 있습니다. 작용시간이 짧기 때문에 분비도 빠르지만 부작용도 빨리 사라집니다. 소량부터 사용하여 서서히 증량해야 합니다. 이 약은 조절되지 않는 천식 환자에게 사용해서는 안 됩니다. 부작용은 대체로 경미하고 손발에 땀이 많이 나고 빈뇨, 얼굴 홍조, 구역, 설사 등입니다. 부신피질스테로이드와 다른 많은 면역억제제를 사용하였지만 아직 효과가 우수하다고 판정된 것은 없습니다.

〈건조증 외 증상 치료〉

항말라리아제인 **하이드록시클로로퀸**은 경한 전신증상(열, 홍반, 관절염, 촉지 자색반, 발진)에 사용하고 부신피질스테로이드(**프레드니솔론**), **시클로포스파미드, 아자티오프린** 등은 심한 전신증상(심폐증상)이 있는 경우에 사용합니다.

신세뇨관산증이 있는 경우는 저칼륨을 동반한 산증을 중화하기 위해 중탄산나트륨 혹은 칼륨시트르산을 사용합니다. 적절한 칼슘도 섭취해야 하고 뼈에서 칼슘상실도 자주 검사해야 합니다.

피부건조로 소양감이 있는 경우는 목욕과 연화제가 도움이 되고 질건조가 있는 경우는 수액성 연화제와 에스트로겐 제제가 도움이 됩니다.

10장 재발류마티즘

● 재발류마티즘이란?

1944년 Hech와 Rosenberg 등이 다발성 급성 관절염 혹은 관절주위염이 몇 시간에서 며칠(2-3일)간 지속되고 재발되지만 후유증을 전혀 남기지 않는 질환을 보고 함으로써 이 질환이 알려지기 시작했습니다.

아직 원인이 알려져 있지 않고 확정 진단할 수도 없지만 특징은 관절염이 단시간에 종결되어 일주일 이상을 넘기지 않는 것입니다.

통풍으로 오인되는 경우가 많습니다. 발병 연령은 20-40세 사이가 많고 남녀차이는 없습니다. 일부는 저절로 치유되지만 대부분은 이런 증상이 반복되고 일부에서는 류마티스관절염으로 진행하기도 합니다.

● 증상과 징후

관절염이 발작되면 몇 시간 이내 통증이 극에 달하고 며칠 내에 저절로 통증이 소멸되기 때문에 통풍으로 오인하는 경우가 많습니다.

가장 흔히 침범되는 관절은 손가락관절, 손목, 무릎관절로 단발성으로 발생하고 4개 이상 관절이 침범되는 경우는 흔하지 않습니다.
관절염 외의 증상은 관절주위 연부조직이 붓고 작은 결절이 만져지기
도 합니다.

● 검사

혈액검사, 자가항체 검사, X선 검사, 조직검사 등에서 특별한 이상
소견을 찾아 볼 수 없습니다.

● 진단

1. 류마티스 전문의사 진단
2. 단기간 돌발성이며 재발성 단관절염 혹은 소수관절염
3. 다음 항목 중 2항목 이상
   ● 의사가 관절염 발작 확인
   ● 2년 동안 5회 이상 발생
   ● 관절염이 3관절 이상
   ● X선 사진에서 정상
   ● 통풍, 가성통풍, 간헐성 가성수종과 같은 질환을 배제한
     경우

● 치료

이 질환을 근본적으로 치료할 약은 없습니다.

일부는 저절로 치유되고 15%에서는 류마티스관절염으로 진행하기

때문에 임상 경과를 관찰 중에 류마티스관절염으로 이행이 의심되면 항류마티스약제를 투여합니다.

대부분에서는 관절염의 발병과 치유가 반복되지만 관절의 변형이나 전신 조직을 침범하지 않기 때문에 **비스테로이드항염제**가 효과적으로 이용됩니다.

다른 항류마티스약제인 금 주사, 항말라리아제, 설파살라진 등도 시도되고 있지만 그 효과에 대해서는 아직 미지수입니다.

11장 류마티스다발근통

🔵 류마티스다발근통이란?

　50세 이상의 고령에서 1개월 이상 어깨와 목주위 근육, 골반근육
의 통증이 심하고 경직되는 것이 특징인 원인불명의 만성 질환입니
다. 전신증상으로 발열, 전신쇠약, 피로, 식욕부진이 동반되고 특징적
검사소견으로　급성반응단백인　적혈구침강속도(ESR)와　C반응단백
(CRP)이 현저히 상승되어 있습니다.

　증상이 스테로이드에 매우 효과적으로 반응하는 특징이 있으며 진
단과 치료에 이용됩니다. 또한 동양에서는 보기가 힘들지만 측두동맥
염과 밀접한 연관이 있습니다.

　북유럽과 백인에서 흔하고 여자에서 남자보다 2-3배 흔히 발생합
니다.

🔵 원인

　원인은 아직 밝혀지지 않았고 유전적 요인과 환경인자로 RS바이러
스, 아데노바이러스, 파보바이러스 B19 등이 거론되고 있습니다.

● 증상

가장 전형적인 증상은 갑자기 발생한 어깨와 목 주위의 심한 근육
통입니다. 특히 밤 동안 증상이 악화되고 아침에 잠자리에서 일어나
기가 매우 힘들고 옷조차 혼자서 제대로 입기가 힘듭니다. 그 외 허
리 골반, 허벅지의 근육통이 동반되고 체중감소, 식욕부진, 피로, 우
울 증상이 동반됩니다.

● 검사

적혈구침강속도(ESR)가 높게 상승(40mm/h 이상)되어 있고 C반응
단백이 상승되어 있습니다. 염증반응으로 혈소판 상승, 헤모글로
빈의 감소를 보입니다. 류마티스인자나 항핵항체는 정상입니다.

● 진단

부신피질 스테로이드에 효과적으로 반응하고 아래 7가지 중 3항목
이상이 해당하는 경우 진단이 가능합니다.

1. 양 어깨 통증 및 경직감
2. ESR이 40mm/h 이상
3. 아침경직이 1시간 이상 지속
4. 발병 후 2주내 증상이 최고조
5. 65세 이상
6. 우울증 또는 체중감소
7. 양측 윗 팔의 압통

최근에는 근골격초음파를 이용한 진단법이 소개되었습니다.

50세 이상에서 양 어깨 통증과 급성반응단백(ESR 또는 CRP)이 증가된 경우에 근골격 초음파 병변 (어깨세모근밑 윤활낭염, 두갈레근 힘줄활막염, 위팔어깨 활막염, 고관절 활막염, 고관절 큰돌기 윤활낭염) 유무에 따라 진단합니다. 초음파를 실시한 경우에는 아래 항목이 5점 이상, 초음파를 실시하지 않는 경우에는 4점 이상이면 진단이 가능합니다.

	초음파 X	초음파 O
1. 45분 이상 지속되는 아침 경직	2	2
2. 고관절 통증 또는 운동장애	1	1
3. 류마티스인자와 항CCP항체 음성	2	2
4. 다른 관절 침범이 없는 경우	1	1
5. 한쪽 어깨 초음파와 한쪽 고관절 초음파 병변 양성		1
6. 양쪽 어깨에 초음파 병변 양성		1

● 치료

처음부터 부신피질 스테로이드(**프레드니솔론** 12.5-25 mg/일)을 사용 권장합니다. 대부분 매우 극적인 반응을 보이고 수일 이내 근육통이 호전됩니다. 반면 고용량에 1주 이상 반응이 없다면 다른 질환을 생각해야 합니다. 너무 소량(프레드니솔론 10mg 이하)은 재발을 조장할 수도 있습니다. 약 2-4주간 투여 후 1-2개월 이상 서서히 감량한 후 중단 할 수 있습니다.

12장 섬유근통

● 섬유근통이란?

특별한 이유 없이 수개월 이상 전신이 아프고 경직감, 피로감, 기억력 감퇴, 수면장애, 과민성 장염을 호소하는 비염증성 질환 입니다. 특히 여성에서 흔하고 신체 특정부위를 누를 때 심한 압통을 호소합니다. 과거에는 섬유조직염으로 알려졌지만 압통이 있는 부위의 조직 검사에서 염증 소견이 없기 때문에 섬유근통으로 명명됩니다. 이 질환은 단독으로 발생하지만 다른 자가 면역 질환이나 내분비 질환에 동반되어 이차적으로 발생하기도 합니다.

전체 인구의 1-2%가 섬유근통에 해당하기 때문에 주위에서 자주 접하는 질환입니다. 특히 류마티스관절염이나 전신홍반루푸스와 같은 류마티스질환의 25%에서 동반됩니다.

● 원인

확실한 원인은 알려져 있지 않고 유전적 소인이 있는 개체에서 환경인자(스트레스, 미세외상, 수면장애, 감염, 내분비 장애)에 노출되었을 때 발생하는 것으로 추정합니다.

압통점의 병리 조직 소견에서 특이 소견은 관찰되지 않습니다. 근육의 혈류량 감소와 고에너지 인산의 감소, 시상(thalamus)과 미상핵(caudate nucleus)의 뇌혈류량 감소, 최대운동능력 감소, 교감신경계 반응 이상 등이 소인으로 제시되고 있습니다.

섬유근통은 객관적 이상 없이 긴장성 두통, 과민성 대장 증후군과 잘 동반되며 스트레스에 의하여 증상이 악화되기 때문에 정신적 문제로 간주되기도 합니다.

주로 관련된 이상은 수면장애로서 섬유근통 환자의 80%는 수면 후에도 피로가 회복되지 않고 얕은 잠만 자거나 밤사이에 한 번 이상 깨어나게 됩니다.

● 임상 증상

목 주위를 포함하여 광범위한 통증과 목과 어깨가 뻣뻣합니다. 이부위를 손가락으로 누르면 심한 통증(압통)을 호소하는 특징이 있습니다. 통증은 주로 목과 허리 부분에 잘 나타나며 피로, 긴장, 과로, 장기간 부동자세 등으로 인해 악화됩니다. 증상은 매일 매일 그 정도가 변화하지만 거의 항상 존재하며 완전히 통증이 없는 날은 거의 없습니다.

특징은 압통점이 많이 있다는 것이고 18개의 압통점 가운데 11개 이상이면 진단이 가능합니다[그림]. 압통점 검사 방법은 검사자의 엄지손가락 손톱이 하얗게 될 정도로 압통점을 누른 후 통증 유무를 확인합니다. 이 압통의 진위를 확인하기 위해 대조점(팔의 원위부, 엄지손톱, 엄지발톱)을 검사하는 것이 도움이 됩니다.

손가락 관절통, 아침에 일어날 때 심한 피로감, 집중력 감소, 건망

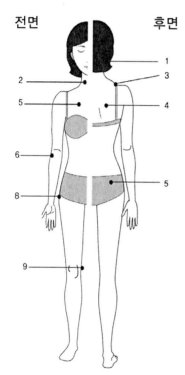

전면   후면

증, 손발에 감각이상과 붓는 느낌, 수면 장애, 손발이 차가운 날씨나 물에 노출되면 허혈 현상이나 붉은 색으로 변하는 레이노현상, 안구 건조증과 구강 건조증이 자주 동반됩니다.

하지만 모든 혈액 검사 소견은 정상입니다.

압통점만으로 진단하기에는 섬유근통은 다양한 증상이 너무 많고 압통점을 정확히 찾아 진단하가 쉽지 않기 때문에 새로운 진단법이 제시되었습니다.

● 진단

평가는 두 가지로 구성되어 있습니다. **전신통증지수**(WPI)와 **증상중증도척도**(SSS)입니다.

전신통증지수(WPI)는 지난 한 주간 동안 특정 신체 부위 19 곳, 즉 오른쪽 및 왼쪽 턱관절, 어깨, 팔 윗부분, 팔 아랫부분, 엉덩이,

허벅지, 종아리 그리고 가슴, 복부, 목, 등, 허리에 통증이 있는 곳의 개수를 합하여 점수를 산출합니다. 최고 19점까지 가능 합니다 [그림].

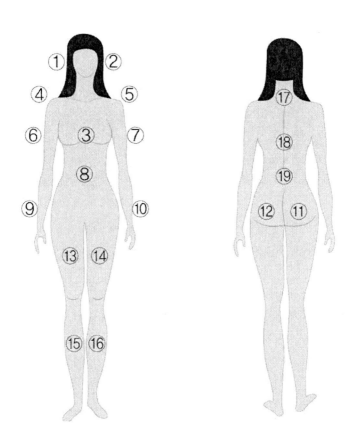

통증위치	오른쪽	왼쪽	지난 한 주간 얼마나 피곤했습니까 ?
턱관절	①	②	0 전혀 피곤하지 않았다 1 약간 또는 가끔씩 피곤했다
가슴		③	2 상당히 또는 자주 피곤했다 3 생활이 힘들 정도로 중증, 지속적으로 피곤했다
어깨	④	⑤	지난 한 주간 아침에 잠에서 깨어날 때의 기분은 ?
팔 윗부분	⑥	⑦	0 상쾌했다 1 약간 또는 가끔씩 상쾌하지 않았다 2 상당히 또는 자주 상쾌하지 않았다 3 생활이 힘들 정도로 중증, 지속적으로 상쾌하지 않았다
배 (복부)		⑧	지난 한 주간 기억력이나 집중력 정도는 ?
팔 아랫부분	⑨	⑩	0 전혀 문제가 없었다 1 약간 또는 가끔씩 문제가 있었다 2 상당히 또는 자주 문제가 있었다
엉덩이	⑪	⑫	3 생활이 힘들 정도로 중증, 지속적으로 문제가 있었다
허벅지	⑬	⑭	지난 한 주간 아래 [보기]의 신체 증상의 정도는 ?
종아리	⑮	⑯	[보기] [근육통, 과민성 대장염, 피로, 건망증, 근력저하, 두통, 복통, 저린 증상, 어지럼증, 불면증, 우울증, 메스꺼움,
목		⑰	신경과민, 흉통, 흐려보임, 열감, 설사, 구강건조, 가려움, 숨쉬기 힘들어 쌕쌕거림, 수족냉증, 두드러기, 귀울림, 구토, 속쓰림, 구강 궤양, 입맛 변화, 발작, 안구건조, 숨가쁨, 식욕부
등		⑱	진, 피부발진, 햇볕 민감반응, 청력저하, 멍 잘듬, 탈모, 빈뇨, 배뇨통, 방광 경련] 0 증상이 전혀 없다
허리		⑲	1 증상이 약간(몇 개 정도)은 있었다 2 증상이 중 정도(50% 정도)로 있었다 3 증상이 상당히 많이 있었다

증상중증도척도(SSS) 평가는 3개월 이상 지속되는 피곤감, 아침에 잠에서 깨어날 때의 기분, 기억력과 집중력, 다양한 신체증상이 지난 한 주간 어느 정도 빈번히 발생 또는 심각했는지에 따라 각각 0~3점을 부과합니다. 최고 12점까지 가능합니다.

진단은 전신통증지수(WPI) 7점 이상과 증상중증도척도(SSS) 5점 이상 또는 전신통증지수가 5~6점 사이인 경우는 증상중증도척도가 9점 이상이면 진단이 가능합니다.

●치료

먼저 이 병의 실체를 이해하고 믿고 안심하는 것이 중요합니다. 이 병은 정신 질환도 아니고 드문 질환도 아니며 생명에 지장을 초래하거나 불구를 초래하는 질환도 아닙니다. 이 병을 가진 사람은 다른 사람에 비해 매사에 완벽을 추구하려는 성격이고 또한 스트레스를 잘 받는 경향이기 때문에 생활 습관을 바꾸고 취미 생활을 갖고 여유를 갖도록 해야 합니다.

〈약물치료〉

중추신경계와 척수에 통증을 억제하는 세로토닌과 노르에피네프린이 감소되었기 때문에 이 두 물질을 증가시키는 약제와 통증전달을 억제시키는 약제를 사용합니다.

세로토닌과 **노르에피네프린**을 증가시키는 약제는 일반적으로 알려져 있는 항우울제입니다. 삼환계항우울제, 선택세로토닌 재흡수억제제(SSRI), 세로토닌노르에피네프린 재흡수억제제 (SNRI)가 있습니다.

삼환계항우울제인 **아미트리프틸린**과 선택세로토닌 재흡수억제제

(SSRI)인 **플루옥세틴**, 세로토닌노르에피네프린 재흡수억제제(SNRI)인 **듈록세틴, 밀나시프란**이 대표적인 약물입니다. 이런 약물은 용량과 복용 시간이 중요합니다.

아미트리프틸린은 처음에는 소량을 취침 1-2 시간 전에 복용하고 숙면을 취할 수 있는 용량까지 증가시킵니다. 이 약으로 인해 지나친 졸음과 구강 및 비강 건조 현상을 겪을 수 있습니다.

플루옥세틴은 저녁에 복용하는 경우 불면증을 일으킬 수 있기 때문에 오전에 복용하는 것이 좋습니다.

중추신경으로 통증을 전달시키는 물질을 물질 P (substance P)라고 합니다. 물질 P를 억제 시키는 약물이 항경련제, 항불안제로 알려진 **프레가발린**입니다. 섬유근통 통증 억제에 효과적입니다.

이들 약물들을 서로 병용하여 사용하기도 합니다.

진통제인 **트라마돌**도 효과적으로 통증을 조절합니다. 특히 항우울제나 항경련제에 통증이 조절되지 않으면 트라마돌을 추가합니다.

비스테로이드항염제나 부신피질 스테로이드는 효과가 거의 없습니다.

〈비약물 치료〉

바이오 피드백, 명상, 침, 압통점에 국소 주사, 마사지, 초음파 치료, 운동 등이 있습니다. 수영, 요가, 에어로빅과 같은 운동을 매일 규칙적으로 하면서 점진적으로 운동량을 증가시키는 것이 많은 도움을 줍니다.

위의 치료는 통증과 피로감을 감소시키고 근력을 회복시켜 일상생활을 영유하는데 지장이 없도록 하는데 치료 목표를 두기 때문에 담당의사의 지속적 자문과 자기 관리가 필요로 합니다.

13장 베체트병

● 베체트병이란?

베체트병이란 반복적으로 입안이 헐고 성기 주위에 궤양, 피부병, 눈에 염증이 생기거나 피부에 상처가 생기면 오래가는 원인 불명의 염증성 질환입니다.

오래전 히포크라테스 시대에 이미 오늘날의 베체트병과 같은 발열, 아프타 구내염, 외음부 궤양, 만성 눈 질환, 시력 상실, 종창 같은 증후로 기술되어 왔습니다. 1937년 터키의 피부과 의사인 Hulusi Behçet는 구강궤양, 홍채염, 성기부 궤양의 세 가지 증상 복합체를 나타내는 질환을 기술하였는데 이 질환은 그의 이름을 따라 베체트 증후군으로 명명되었습니다. 베체트병은 전형적인 세 가지 증상(구강 및 성기 궤양과 눈 염증) 이외에도 피부 질환(피부가 자주 곪거나, 누르면 아프고 피하가 단단한 붉은 발진)이 발생됩니다. 그 외 관절, 중추신경계, 심혈관계, 소화기 등 여러 신체 조직 장기를 침범하여 다양한 증상을 초래할 수 있습니다.

◉ 원인

베체트병은 서양보다 동양에 많은데 아직 원인은 확실히 밝혀지지 않았지만, 여러 가설이 있습니다. 바이러스, 박테리아 감염, 화학 오염, 면역학적 이상 및 유전적 측면 등입니다. 특히 지중해 연안과 극동 지역에 흔히 발생하고 동서양을 연결하는 무역로였었던 비단길 (Silk Road)을 따라 주로 발생하기 때문에 유전적 요소가 관여한 것으로 봅니다. 특히 사람백혈구항원(HLA-B51)과 연관이 많습니다.

◉ 증상

주증상은 구강 점막 궤양이 가장 흔하며 자주 반복하여 발생합니다. 궤양은 경계가 뚜렷한 원형이고 회백색의 궤양바닥을 볼 수 있습니다.

외음부 병변도 구강 점막궤양과 비슷하고 음낭이나 대음순에 궤양이나 반흔이 발생합니다.

피부증상은 홍반결절, 가성 모낭염, 구진농포, 여드름양 결절이 발생합니다. 손으로 누르면 바닥이 딱딱하고 통증이 동반되는 홍반결절이 다리에 잘생깁니다.

눈에 나타나는 증상은 전방 및 후방 포도막염, 망막혈관염입니다. 유럽인과 백인에서 40~60%의 발생빈도를 보이지만 동양인에서는 빈도가 떨어집니다. 안구 질환 중 포도막염이 대표적이고 남자에서 자주 볼 수 있습니다. 빛을 볼 때 눈의 통증이 생기고 시야가 흐려지거나 시력이 감소하면 즉시 안과 의사를 찾으셔야 합니다. 실명 유발의 주요원인이 됩니다.

부수적 증상으로 관절통, 관절염을 흔히 볼 수 있고 부고환염도 볼
수 있습니다.

소화기 병변으로 복통, 설사, 하혈과 함께 장출혈, 장궤양, 장천공
을 유발합니다. 병변 부위는 회맹부위가 가장 흔하지만 식도, 횡행
및 상행 결장에도 출현합니다.

큰 동맥과 정맥을 침범하는 혈관염이 발생합니다. 정맥혈관에 침범
하여 하지 심부정맥에 혈전증을 흔히 유발하여 다리가 붓고 통증이
있습니다. 대동맥류, 폐동맥류, 동맥혈전증 등의 발생빈도는 높지 않
으나 치명적일 수 있습니다.

● 진단

1년 동안 3회 이상 반복되는 구강 궤양이 있고 아래 4가지 중 2
가지 이상
  1. 반복적 성기궤양
  2. 눈에 포도막염 혹은 망막 혈관염
  3. 피부염(홍반결절, 가성모낭염, 구진농포,여드름양 결절)
  4. 피부 초과민반응(Pathergy 검사)

여러 진단 기준이 있지만 이 진단 기준에 부합하면 진단이 가능
합니다.

이 질병의 발현 양상이 다양하고 특징적인 혈액 검사가 없고 다
만 피부 초과민반응(Pathergy)검사 (25번 주사 바늘로 5mm정도

피부를 찌른 후 24-48시간 뒤에 농포가 발생하는 현상)는 진단에 도움이 되는 검사법이지만 결정적인 진단법은 아닙니다. 유전자가 진단 항목에 속하지는 않지만 HLA-B51은 아시아 환자에서 50-60% 양성이므로 진단에 간접적으로 도움이 됩니다. 따라서 과거력을 포함한 자세한 임상양상에 의존하여 진단할 수밖에 없습니다.

본 질환을 올바르게 진단하기 위해 류마티스내과, 피부과, 안과, 이비인후과를 포함한 각 과 전문의가 함께 진찰하고 진단을 내려야 합니다.

구강궤양이 없으면 베체트병을 고려할 수없는 단점을 보완하기 위해 최근에는 새로운 진단법이 제시되었습니다.

항목	점수
구강궤양	2
성기궤양	2
피부 병변 [가성모낭염, 홍반결절, 피부궤양]	1
눈 병변 [전방 또는 후방 포도막염, 망막혈관염]	2
초과민 반응(Pathergy)검사 양성	1
신경학적 병변 [중추신경병증 또는 말초신경병증]	1
혈관 병변 [동맥혈전, 대정맥혈전, 정맥염, 표피정맥염]	1

총점이 4점 이상이면 진단이 가능합니다.

◉ 치료

베체트병은 자주 좋아졌다 나빠졌다 하는 경과를 보여 완치는 어렵지만 증상을 조절할 수 있고 재발 방지도 가능한 병입니다. 피로하거나 과로한 후 악화되는 경향이 있으니 과로는 피해야 합니다.

〈피부점막 병변치료〉

구강궤양 치료는 부신피질 스테로이드인 **트리암시놀론 연고**를 하루 3-4회 도포하거나, **스테로이드** 또는 **테트라사이클린**을 가글하는 것이 일시적 도움이 됩니다. 이것으로 불충분 한 경우는 경구복용으로 **콜히친**, 소량의 **프레드니솔론**을 사용합니다. 매우 심한 구강궤양인 경우는 **아자티오프린, 답손, 탈리도마이드, 사이클로스포린**등도 사용합니다. 최근에는 **생물학적제제(아다리무맙, 인플릭시맙)** 주사도 사용합니다.

〈사용되는 약제〉

부신피질 스테로이드: 베체트병에 광범위하게 사용되고 특히 피부병, 포도막염, 신경계 질환, 혈관염이 있는 경우에 사용합니다. **프레드니솔론**을 소량(5mg)에서 고용량(60mg)까지 증상에 따라 조절합니다.

설파살라진: 구강궤양, 장궤양이 있는 경우 하루 2-3gm을 사용할 수 있습니다. 부작용으로 위장장애, 오심, 구토, 설사, 두통, 현기증, 광과민성 등이 나타날 수 있습니다.

아자티오프린: 눈질환, 중추신경염, 혈관염이 심한 경우에 사용합니다.

시클로포스파미드 : 동맥류나 심부 정맥에 병변이 있는 경우 사용합니다.

콜히친: 구강궤양, 피부염, 관절통이 있을 때 하루 0.5mg 두 번 혹은 세 번 복용 합니다. 효과에 대해 상반된 의견이 있지만 현재 많이 사용되고 있습니다.

생물학적제제 (아다리무맙, 인플릭시맙): 심한 점막궤양이나 포도막염, 장병변이 있는 경우 사용합니다.

🔘 베체트병 악화 요인

긴장, 과로, 불면, 만성질환, 심한 외상, 감기, 생리 등이 있고 피곤하면 입이 자주 허는 사람들은 충분한 수면을 취하고 긴장을 줄이며 규칙적인 생활을 유지하는 것이 필요합니다. 자극적인 음식은 피하는 것이 좋습니다. 충분한 영양 섭취와 휴식을 권장 합니다.

🔘 예후

베체트병의 임상경과는 매우 다양하며 장기간의 예후를 결정하기는 어렵습니다. 비록 예후를 결정하는 인자들이 명확히 밝혀지지는 않았지만 질병의 초기부터 빈번한 재발, 호전, 악화의 임상양상을 보입니다. 심각한 후유증을 예방하기 위한 최선의 방법은 조기진단에 의한 적절한 임상적 대응 및 지속적인 병원 치료입니다. 눈병변은 실명의 후휴증을 남길 수 있습니다. 동맥류나 중추신경성 병변은 사망률이 높기 때문에 적극적 치료와 주의가 필요합니다.

14장 타카야수동맥염

● 타카야수동맥염이란?

1908년 일본의 안과의사 Takayasu에 의해 처음 보고된 혈관염으로 대동맥궁과 그 분지 혈관에 염증을 초래하는 대혈관의 혈관염입니다. 주로 대동맥 혈관벽의 염증으로 혈관근육층이 파손되고 내벽이 비후됨으로 혈관이 좁아지거나 동맥류가 형성되는 질환입니다. 주로 40세 이하의 여성에서 호발하고 유럽, 미주보다 동양과 남미에서 호발 합니다.

● 원인

> • 유전적 소인 • 환경인자 • 면역이상

확실한 원인은 알 수 없지만 유전적 소인, 환경인자, 면역이상이 복합적으로 작용하는 것으로 추정됩니다. 특정 인종에 편중되는 점과 특정 사람백혈구항원(HLA-B52,-DR2,-B39)의 빈도가 높기 때문에 유전적 소인이 있을 것으로 생각합니다.

환경인자로 바이러스(HBV, HCV, HTLV-1, CMV)나 박테리아가 관여할 것으로 추정합니다.

다른 혈관염과 달리 병변 동맥에 억제T세포(CD8)가 대부분을 이루고 있기 때문에 면역 이상이 있을 것으로 추정합니다.

● 증상 및 징후

초기 전신증상으로 미열, 전신 권태감, 식욕부진, 체중감소가 있고 대동맥궁 침범에 의한 뇌혈류 감소로 현기증, 기립성 현기증, 두통이 발생합니다.

쇄골하동맥의 협착으로 맥박 소실, 손저림증을 볼 수 있습니다. 객관적 소견으로 상지 혈압이 낮거나 혈압의 좌우 차이가 10mmHg 이상, 혈관잡음이 있습니다. 하행 대동맥이나 신동맥이 침범되는 경우는 상지고혈압, 신성 고혈압이 동반될 수 있습니다.

대동맥판막 폐쇄부전으로 인한 고혈압과 심잡음을 초래하는 경우도 있습니다.

● 검사

혈액검사에 특징적 소견은 없고 백혈구 증가, 급성반응단백 (CRP, ESR) 상승을 보이는 비특이적 염증소견이 있습니다. 진단은 혈관조영술로 대동맥 혈관촬영, 컴퓨터조영혈관촬영(DSA), 자기공명혈관촬영(MRA)로 동맥의 협착 및 폐쇄 여부를 확인 할 수 있습니다.

병변 부위에 따라 5가지 형태로 분류합니다[그림].

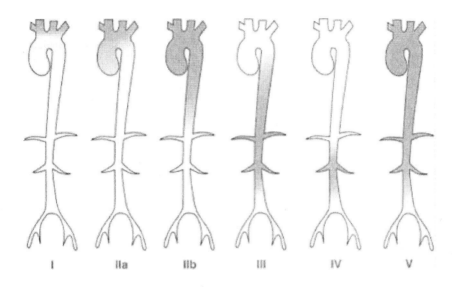

진단

다음 6가지 항목 중 3가지 이상 해당하면 진단이 가능합니다.

1. 40세 이하에서 발병
2. 팔다리의 파행
3. 팔동맥의 맥박감소
4. 혈압의 좌우차가 10mmHg 이상
5. 쇄골하동맥과 대동맥상에서 혈관잡음
6. 혈관조영술에서 혈관협착소견

● 치료

부신피질 스테로이드가 치료의 주축이 되고 초기에 고용량 스테로이드(**프레드니솔론** 40-60mg/일)의 사용으로 혈관염과 전신증상을 조절할 수 있습니다. 치료 반응은 적혈구침강속도(ESR)와 C반응단백(CRP)로 추정할 수 있습니다. 스테로이드는 서서히 감량하여 저용량(10mg/일)으로 유지하는 것이 바람직합니다. 스테로이드 용량을 줄이기 위해 **메토트렉세이트**를 사용하기도 합니다.

혈전 형성을 예방하기 위해 소량의 아스피린이나 항혈소판제제의 추가가 필요합니다.

혈관의 염증이 소멸되면 혈관수술이나 혈관도자술을 통해 스텐트 삽입이나 혈관 확장술을 병행해주는 것이 가장 바람직합니다.

15장 소아기특발성관절염

● 소아기특발성관절염이란 ?

16세 이하에서 발병하는 원인불명의 만성 관절염으로 성인의 류마티스관절염과 유사한 질환입니다. 발병 형태에 따라 일곱가지로 분류되는데 성인의 류마티스관절염과 유사한 **다수관절형**, 4개의 이하의 관절에 관절염이 발생하는 **소수관절형**, 발열과 다양한 관절 외 증상이 동반되는 **전신형**이 가장 흔한 형태입니다. 미국에서는 십만명에 약 100명 정도에서 발생합니다.

발병 원인은 아직 모르고 성인 류마티스관절염과 유사하게 유전적 소인, 바이러스 감염 등이 복합적으로 작용하여 발병하는 것으로 추정합니다. 하지만 임상양상, 혈액검사와 치료에서 성인에서 발생하는 류마티스관절염과 차이가 나는 부분이 많습니다.

● 증상 및 징후

〈전신형〉

소아기특발성관절염의 10%에 해당하며 최소 2주 이상 지속되는 발열과 2주 이상 지속되는 한 개 이상의 관절염(관절 부종, 관절 운동 장애, 열감)이 증상으로 나타납니다.

특징적으로 돌발형태의 고열이 나타납니다. 하루 중에 온도 차이가 현저한 발열로 한 두 차례 38도 이상 상승하고 치료하지 않아도 정상으로 떨어집니다. 열 상승과 함께 일시적으로 상반신에 출현하는 반점을 볼 수 있는데 연어색의 발진이며 누르면 사라지는 형태입니다.

관절 외 증상으로 폐나 심장에 삼출액이 차는 장막염, 간이나 비장이 커지는 경우, 림프선이 커지는 경우가 있습니다.

혈액검사에서 백혈구 증가가 대부분에서 있고 혈소판도 증가합니다. 급성반응단백인 적혈구침강속도(ESR)와 C반응단백(CRP), 페리틴(ferritin)이 대부분에서 상승합니다.

혈액검사에서 류마티스인자와 항핵항체(ANA)는 95% 이상에서 나타나지 않습니다.

〈다수관절형〉

여아에서 잘 발생하고 소아기특발성관절염의 40% 정도를 차지하며 성인 류마티스관절염과 임상양상이 유사합니다. 발병 6개월 이내에 5개 이상의 관절을 침범하여 관절염이 발생하고 주로 손가락 관절에서 시작하여 여러 관절로 진행하는 모습을 볼 수 있습니다. 혈액검사에서 대부분 류마티스인자가 나타나지 않아서 **류마티스인자음성 다수관절형**이라고 하고 약 10%에서 류마티스인자가 양성으로 나타납니다. 이런 경우를 **류마티스인자양성 다수관절형**이라고 합니다.

이런 경우는 예후가 불량하고 치료하지 않으면 5년 이내 반수에서 관절기능을 상실함을 볼 수 있습니다.

〈소수관절형〉

발병 6개월 이내 4개 이하의 관절에만 침범하여 관절염이 발생하는 경우로 대부분 무릎관절, 발목관절을 잘 침범하고 드물게 고관절을 침범합니다. 손이나 발의 작은 관절을 침범하는 경우는 거의 없습니다. 경과를 보면 20-50%에서 6개월 이후에 침범하는 관절이 5개 이상으로 확대되는 경우가 있습니다. 이런 경우를 **확장성 소수관절형**이라 합니다. 6개월 이후에도 지속적으로 4개 이하 관절에만 국한되어 관절염이 있는 경우는 **지속성 소수관절형**이라 합니다. 발생 나이에 따라서 두 가지로 분류합니다. 5세 이전에 발생하는 조기형은 여자 아이에서 흔하고 혈액 검사에서 80% 정도가 항핵항체(ANA)가 양성이고 눈에 만성 반복성 홍채염이 잘 동반되는 것이 특징입니다. 이 홍채염으로 실명하는 경우가 흔합니다.

5세 이후에 발생하는 후기형은 남자 아이에서 흔하고 50% 이상에서 사람백혈구항원인 HLA-B27이 양성으로 출현합니다. 주로 큰 관절인 무릎관절, 고관절, 어깨관절을 침범하고 눈에 염증을 일으키는 빈도는 조기형 보다는 훨씬 작습니다.

● 치료

소아기특발성관절염은 성장기에 연골과 골조직을 파괴하여 성장장애, 학교생활 문제, 관절기능상실로 인한 정신적 충격 등을 복합적으로 해결해야 하기 때문에 성인 류마티스관절염 치료와 다른 주의와 관심이 필요 합니다. 조기에 발견하여 골파괴가 일어나기 전에 약물 치료로 염증의 진행을 차단하는 것이 가장 중요하고 관절기능을 완전히 상실한 경우는 재활 치료와 가장 적절한 시기에 수술을 결정해야 합니다.

● 약물치료

비스테로이드항염제, 부신피질 스테로이드, 항류마티스약제가 사용되고 최근에는 생물학적제제를 사용하고 있습니다.

〈비스테로이드항염제〉

가장 먼저 선택되고 효과도 빠르지만 항류마티스 작용이 적어서 질병 자체를 호전시키지 못하므로 관절파괴가 예상되는 경우는 항류마티스약제를 추가해야 되는 경우가 많습니다. 다양한 종류의 비스테로이드항염제 가운데 미국식품의약청(FDA)에서 소아에 사용이 허락된 것은 제한적입니다.

아스피린은 가장 고전적으로 소아에서 사용하였고 항염증효과가 뛰어나지만 아주 어린 나이에 사용하는 경우에 라이(Reye)증후군이 발생할 수 있기 때문에 주의를 해야 합니다. 일반적으로 사용하는 것보다 용량이 많고 혈중농도가 20-30mg/dl로 유지되어야 항염증효과가 나타나기 때문에 부작용을 자주 경험하게 됩니다. 흔한 부작용으로 복통, 설사, 변비, 간기능장애, 청각장애를 초래할 수 있습니다.

이부프로펜, **나프록센**, **디클로페낙**, **톨메틴**이 소아에서 사용 가능한 비스테로이드항염제입니다. 특히 소아에서는 체중과 체표면적에 따라 적절한 용량을 사용하여야만 위장 장애, 위천공, 위출혈, 간장애, 신장장애를 최대한 피할 수 있습니다. 진통 목적으로 사용하는 경우보다 용량이 많기 때문에 위장장애를 겪을 수 있습니다. 하루 복용 횟수가 3회 이상 되면 거부감, 수치감 등으로 약을 거부하거나 버리는 경우가 있기 때문에 충분한 제산제와 위궤양방지제를 함께 사용하고 복용 횟수가 적은 약물을 선택하는 것이 바람직합니다.

〈부신피질 스테로이드〉

부신피질 스테로이드는 관절 외 증상(심낭염, 흉막염, 심근염) 등이 비스테로이드항염제에 반응하지 않거나 소수관절형에서 만성홍채염이 동반된 경우에 사용합니다. 주로 **프레드니솔론**을 경구로 사용하지만 소수관절형에서는 관절내 주사도 매우 효과적입니다.

부작용인 체중증가, 식욕증가, 여드름 모양의 피부병, 성장장애를 자주 경험합니다. 하지만 약을 줄이면 이전으로 회복될 수 있다고 격려해 주어야 합니다. 장기간 사용하는 경우는 많지 않고 항류마티스약제의 효과가 나타날 시기에 감량 후 중단하게 됩니다. 부신피질 호르몬제를 복용하는 동안 우리 몸에서 정상적으로 생산되는 코티졸을 억제하기 때문에 복용을 갑자기 중단하면 코티졸 부족으로 인한 저혈압, 혼수 등으로 생명이 위험해질 수 있기 때문에 의사의 철저한 지시를 따라야 합니다.

〈항류마티스약제〉

메토트렉세이트 : 성인 류마티스관절염에서 그 효과와 안전성이 인정된 후 1992년부터 소아기특발성관절염에 매우 효과적으로 사용합니다. 성인보다 부작용이 적음이 입증되어 관절염의 활동성이 심하거나 비스테로이드항염제나 스테로이드에 반응이 없는 경우에 가장 많이 사용합니다.

다른 항류마티스약제보다 효과가 신속히 나타나고 주 1회 경구로 복용합니다. 소아에서는 성인보다 신장여과율이 높기 때문에 부작용이 적지만 경도의 오심, 구토, 간기능 장애, 혈액이상을 초래 할 수 있습니다. 복용 후 체내 엽산결핍으로 거대적아구성 빈혈을 유발할 수 있기 때문에 엽산을 매일 복용하여 예방해야 합니다. 장기간 복용 중에 여러 부위의 피부에 몽우리(피하결절)가 생길 수 있고 머리카락이 빠질 수도 있습니다. 부작용을 최소화하기 위해 2-3개월 간격으로 혈액검사를 함으로 간기능 장애 및 혈액장애 유무를 확인해야 합니다.

금 제제 : 오래전부터 소아에서 사용되어 왔었고 근육주사제보다는 경구용 금 제제인 **오라노핀**이 주로 사용 되었습니다. 부작용으로 피부발진, 신장애, 간장애, 백혈구감소 등을 초래할 수 있습니다. 이러한 부작용 때문에 메토트렉세이트가 도입된 후로 사용 빈도가 현저히 줄었습니다.

설파살라진 : 궤양성 대장염 치료에 사용되던 약제로서 다수관절형에 사용할 수 있습니다. 9세 이후 소아에서 HLA-B27 양성인 환자

에 사용하면 효과적입니다. 부작용으로 위장장애, 두통, 혈구 감소를 초래할 수 있습니다.

하이드록시클로로퀸 : 항말라리아제제로 치료 효과는 미약합니다. 치료 시작 전과 후에는 6개월마다 색각이나 시야 검사를 해야 합니다. 일반적으로 4세 이하의 어린이에게는 추천되지 않고 7세 이하에는 경우에 따라 사용합니다. 색각이나 시야 검사할 수 있는 능력이 되는 나이에 맞추고자 함입니다.

디페니실라민 : 성인 류마티스관절염과 같이 사용할 수 있지만 그 효과에 대해서는 아직 미지수입니다.

〈생물학적제제〉

기존의 항류마티스약제를 일정 기간 사용해도 반응이 없는 경우 또는 부작용으로 사용할 수 없는 경우 생물학적제제를 사용합니다.

2세 이상의 소아에서 관절염을 유발하는 염증 매개체 시토카인인 종양괴사인자(TNF-α)를 선택적으로 봉쇄하는 **에타너셉**과 **아달리무맙**을 피하주사, **인플릭시맙**을 정맥주사해서 그 효과와 안전성을 입증 받았습니다. 기존 항류마티스약제에 효과가 없는 경우에 단독으로나 메토트렉세이트와 함께 사용합니다. 부작용은 경한 피부반응, 상기도 감염 등이 있습니다. 하지만 얼마의 기간 동안 사용해야 하는지, 장기간 사용 후의 종양 유발성에 대해서는 장기간 검증이 필요합니다. 사용하기 전에 반드시 잠복결핵 유무를 확인해야 합니다.

T세포의 이차신호전달을 하는 CTLA-4를 억제하는 **아바타셉트**

를 6세 이상의 소아에서 정맥주사로 사용합니다. 부작용으로 두통, 상기도 감염, 기관지염이 있습니다.

소아에서 생물학적제제의 사용량은 체표면적과 체중에 따라 다르지만 적응증, 사용방법과 부작용은 성인 류마티스관절염과 동일합니다.

◉ 운동과 휴식

소아에서는 성인보다 운동량과 활동량이 많고 자제력이 떨어지기 때문에 부모의 철저한 관심과 주의를 요하는 경우가 많습니다. 관절염이 심할 때는 운동을 금지시키고 휴식을 충분히 취하게 하고 때로는 관절 보호대(스프린트)를 사용하여 관절을 보호해야 합니다. 염증이 어느 정도 가라앉았을 때에는 집안에서 가벼운 운동을 시작하게 하고 관절 주위 근육이 튼튼하고 통증이 완전히 없어진 후에 놀이터에서 운동하는 것이 좋습니다.

관절염이 심해져서 많이 붓고, 아프고, 빨갛게 달아오를 때(급성기)에는 휴식이 염증을 가라앉히는데 도움이 됩니다. 급성기에는 많이 쉬고, 불필요하게 걸어 다니지 말며, 외부 출입을 가급적 피하여 활동을 줄이는 편이 좋습니다.

그러나 이렇게 휴식하는 기간에도 관절이 굳어지는 것을 막을 정도로 팔다리의 관절들을 통증이 없는 범위 내에서 최대한 굽혔다 폈다 하는 관절범위운동(ROM)이 필요합니다.

물속에서 운동하는 것도 이 시기에 가능한 운동입니다. 물속에서는 부력이 작용하여서 가벼워지기 때문에 부담을 줄일 수 있고 또한 물속이므로 저항이 있어서 빠르게 운동하여 관절이 손상되는 것을 예방할 수 있는 장점도 있습니다.

관절염이 가라앉아 부기가 빠지고 통증이 가라앉고, 피로감이나 아침에 느끼던 뻣뻣한 현상도 감소하게 되면, 운동량을 증가 시키고 유산소 운동과 근육 강화훈련도 시작해야 합니다. 이 훈련의 목적은 관절염이 심한 급성기에 약하게 된 근육의 힘을 다시 튼튼하게 하는 것입니다. 이런 운동은 운동 치료사, 물리 치료사, 부모나 가족의 협조와 지도하에 실시하는 것이 좋습니다.

관절염이 진행되어 관절의 기능을 상실한 경우는 휠체어, 목발, 지팡이를 사용하도록 권유합니다. 이런 보조 기구들을 사용함으로 정상관절을 보호하고 성장을 돕습니다. 보조기구를 사용하면서 정상적인 학교생활을 할 수 있도록 또한 또래들과 잘 어울릴 수 있도록 격려해야 합니다.

◉ 수술

고관절이나 무릎관절과 같은 큰 관절이 심하게 손상 받으면 수술을 하는 경우도 있습니다. 수술 시기 결정은 관절 기능 소실 정도와 골성장 나이를 고려해야 합니다.

류마티스관절염 초기나 중기에 관절경을 이용하여 염증활막을 제거하는 관절경적 **활막절제술**이 있습니다. 골성장이 끝나거나 류마티스관절염 말기에는 심한 변형을 일으킨 골을 절제하고 연부조직으로 덮

어주는 **관절성형술**, 손상받은 골과 관절을 제거하고 인공관절을 삽입하는 **인공관절 전치환술**이 있습니다. 이른 시술은 특별히 훈련받은 정형외과 의사가 실시하게 됩니다.

일반적으로 아직 뼈가 손상 받지 않은 초기의 류마티스관절염 환자들은 수술적인 치료를 먼저 생각하지 말고 적절한 약물치료를 받고 골성장이 어느 정도 완성된 시기에 실시하는 것이 좋습니다.

16장 관절염 자가 검사법

● 손과 손목 관절 검사법

〈손가락 검사법〉

편안히 의자에 앉은 후 자연스럽게 두 손을 책상 위에 올려놓습니다. 손가락과 손목 관절에 비정상 방향으로 변형이 있는지를 확인하고 손가락 마디가 부어서 주름이 없어진 곳이 있는지 확인합니다. 이런 곳이 있다면 관절에 이상이 있다는 것을 암시하는 것입니다.

다음은 손발톱에 심한 균열과 구멍이 있는 **손발톱오목증**(건선 피부염), 숟가락 모양으로 음각을 이루는지(심한 빈혈), 곤봉모양으로 심하게 튀어 나오는 **곤봉지**(비후성 골관절증)가 있는지를 확인합니다.

다음으로 손톱을 덮고 있는 조갑주름을 살펴 볼 때 홍조와 모세혈관 확장이나 출혈이 있는 **주름모세관이상**이 있다면 결체조직 질환(전신홍반루푸스, 피부경화증, 피부근염)이 있는지 의심해 보아야 합니다.

손가락 피부가 팽팽하고 딱딱해져 **가락피부경화증**(피부경화증, 전신경화증, 혼합결체조직질환)이 있는지 살펴보아야 합니다.

손가락 끝에 궤양, 함요가 있거나 **반흔**(전신경화증, 말초혈관염)이

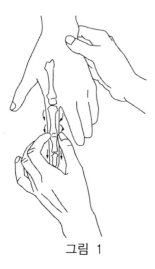

그림 1

있는지 확인해야 합니다. 손톱과 가까운 관절인 원위지관절에 뼈모양의 **단단한 결절**(헤베르덴결절)이 생겼거나 염증으로 부어 있다면 손 골관절염을 의심해야 합니다.

손가락 관절염(활막염)을 검사하려면 검사자가 엄지손가락과 집게손가락으로 피검자의 손가락관절을 위아래 혹은 좌우로 누르면 탄력 있는 작은 고무공을 누르는 느낌과 통증이 있는지를 확인해야 합니다[그림1]. 손가락끝이 붓고 붉게 변하여 마치 소세지 모양을 보이는 경우를 **가락염**이라 하고 건선관절염과 반응관절염이 있는 경우에 볼 수 있습니다[그림1].

〈손목 검사법〉

손목을 살짝 구부린 자세를 취한 뒤 검사자가 양손의 엄지손가락과 집게손가락을 이용하여 부드럽게 누르면서 부종과 압통을 확인 합니다. 활막염으로 인한 부종은 다른 연부조직 부종과 다르게 손가락으로 누를 때 손가락 자국이 곧 사라지는 것으로 구별할 수 있습니다.

활막염으로 손목이 지속적이고 점진적으로 부어 있거나 변형이 있다면 류마티스관절염과 같은 염증성 관절염을 의심할 수 있습니다. 특히 새끼 손가락쪽의 손목에 부종과 압통이 있다면 활막염을 의심할 수 있습니다.

반면 엄지손가락쪽의 손목에 통증과 압통이 있다면 **손목손허리**

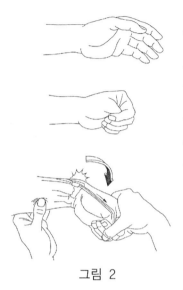

그림 2

(CMC) 골관절염과 드퀘르뱅(de Quervain) 힘줄윤활막염을 생각해야 합니다. 드퀘르뱅 힘줄염 검사법은 엄지손가락을 나머지 네 손가락으로 감싸 쥔 뒤에 최대로 신전하면 병변 부위에 심한 통증이 유발되는 검사(Finkelstein검사)로 확인할 수 있습니다[그림2].

〈손바닥 검사〉

손바닥의 생명선과 엄지손가락 사이의 근육(엄지두덩)이 함몰되거나 위축되어 있다면 손목의 만성 관절염이나 정중신경(median nerve)의 압박으로 생긴 손목굴(carpal tunnel)증후군을 생각해야 합니다. 손목굴증후군은 엄지 손가락을 포함하여 둘째, 셋째 손가락과 넷째 손가락 일부에 감각이상이 있다면 티넬(Tinel) 검사를 합니다. 이 검사는 정중신경이 지나가는 길목을 손가락이나 헤머로 자극을 주어 신경 분포 손가락에 감각 이상을 유발하는 검사입니다[그림3].

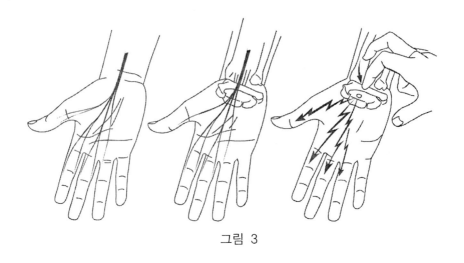

그림 3

● 어깨관절 검사법

먼저 육안으로 양쪽 어깨가 균형을 잘 이루는지 확인하고 한쪽 어깨가 비정상적으로 상승되어 있다면 팔을 회전하기 위해 4개의 근육으로 구성된 **회전근개**(rotator cuff)의 일부 파열을 의심 할 수 있습니다. 어깨 근육이 심하게 위축되어 있다면 류마티스관절염과 같은 만성 관절염일 가능성이 있습니다. 어깨관절의 관절염 유무는 관절 특징상 확인하기가 매우 어렵지만 관절염이 심한 경우는 활액이 차서 어깨관절 앞쪽으로 불룩 튀어 나와 있는 것을 볼 수 있습니다.

다음으로 환자 스스로 어깨 관절을 모든 방향으로 움직여본 후에 (능동운동) 검사자가 직접 환자의 팔을 잡고 여러 방향으로 어깨관절의 운동 범위를 검사(수동운동)해 봅니다. 이때 주의할 점은 등 쪽의 날개 모양의 견갑골을 다른 손으로 고정하고 검사합니다.

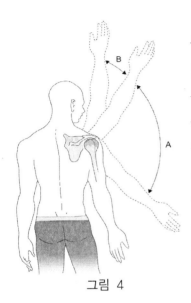

그림 4

50-60대 성인에서 능동운동과 수동운동에서 여러 방향으로 심한 운동장애가 있다면 **유착관절낭염**(오십견)을 의심할 수 있습니다. 팔을 쭉 편 상태에서 위로 올릴 때 60도와 120도 사이(A)에서 통증이 발생하고 그 이상(B)에서 통증이 사라진다면 어깨 통증의 가장 흔한 원인인 가시위근힘줄염으로 인한 **회전근개힘줄염**(rotator cuff tendinitis, Impingement syndrome)을 의심할 수 있습니다[그림 4].

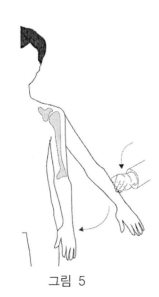

그림 5

팔을 편 상태에서 바깥으로 올릴 수 없거나 90도로 유지할 수 없는 경우는 회전건개힘줄 파열이나 **가시위근**(supraspinatus) **힘줄염**을 의심할 수 있습니다. 검사방법은 병변이 있는 팔을 90도로 바깥으로 펼친 후 아래로 내리면 통증과 함께 갑자기 아래로 툭 떨어지는 현상을 볼 수 있습니다[그림5].

어깨 앞부분에 외상 없이 갑자기

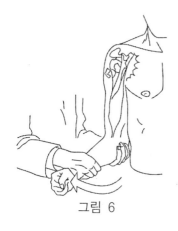

통증을 호소하는 경우는 위팔 두갈래근(biceps brachii)이 어깨에 연결되는 부위에 **위팔 두갈래근힘줄염**(biceps tendinitis)으로 인한 경우가 많습니다. 두갈래힘줄이 지나가는 길목인 어깨 앞부분을 엄지손가락으로 누르면 동통을 호소하고 주먹을 쥐고 팔을 90도 구부린 상태에서 주먹을 외회전 했을 때 어깨 앞쪽에 통증이 발생(Yergason 검사법)하면 **두갈래힘줄염**을

그림 6

더욱 의심해야 합니다[그림6].

● 팔꿈치 검사법

팔꿈치 검사는 긴장을 풀고 편안하게 팔을 90도 구부리게 한뒤 팔꿈치의 외측 돌출부 아래쪽을 촉진하십시오. 그 부위가 팔꿈치 활막염으로 인한 부종과 압통을 가장 쉽게 알 수 있는 곳입니다. 이곳이 현저히 붉거져 나오거나 압통이 있다면 **팔꿈치 관절염**을 강하게 의미합니다. 반면 주관절 뒤쪽 돌출부 주위로 부종이나 발적이 있다면 **팔꿈치머리 윤활낭염**을 의심해야 합니다.

팔꿈치 운동범위를 확인하기 위해 팔꿈치를 최대한 구부리거나 펴보고 아래팔을 외회전 또는 내회전합니다. 팔꿈치 관절염이 있거나 변형이 있으면 굴전과 신전에 현저한 장애가 있습니다.

다음은 안쪽과 바깥쪽 돌출부(내측상과. 외측상과)를 엄지손가락으

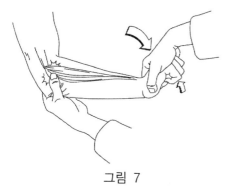

그림 7

로 압박해 보십시오. 외상과에 통증이 있다면 가장 흔히 볼 수 있는 힘줄염인 테니스 엘보우(**외측상과염**)에 해당하고 내상과에 압통이 있다면 골프 엘보우(**내측상과염**)를 의심할 수 있습니다[그림 7].

● 고관절 검사법

먼저 걷는 모습과 섰을 때 둔부의 균형을 보아야 합니다. 건강한 고관절 쪽으로 체중을 지탱하려고 하기 때문에 둔부의 불균형을 쉽게 볼 수 있습니다.

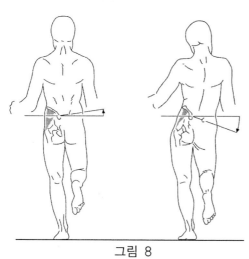

그림 8

고관절 탈구, 대퇴 경부 골절 혹은 여러 원인으로 둔부 근육에 문제가 있는 경우에 한쪽 다리로 섰을 때 병변 쪽으로 골반이 상승하는 것을 볼 수 있습니다(Trendelenburg 검사)[그림8].

고관절에 문제가 있으면 서혜부에 통증이 발생하고 가끔 엉덩이 쪽에도 통증이 생길 수 있습니다. 때로는 통증이 허벅지나 무릎까지 전파되기도 합니다.

모든 방향으로 고관절 운동 범위를 검사하고 특히 내회전시 통증과 운동제한이 있다면 고관절 내에 병변이 있다고 간주해야 합니다. 고관절 운동 범위에 제한은 없고 바깥쪽에 통증이 있는 경우는 대퇴골의 튀어난 부위(큰돌기, trochanter)를 엄지손가락으로 눌러 보십시오. 압박부위에 현저한 통증이 있다면 고관절 통증의 가장 흔한 원인인 **큰돌기 윤활낭염**을 생각할 수 있습니다.

● 무릎관절

환자가 선 자세에서 무릎의 앞뒤를 유심히 보아야 합니다. 기립자세에서 뒷모습을 보았을 때 "O"자 형의 다리는 내측 반월연골의 소실로 인한 내측 무릎 관절강 협착으로 진행된 무릎 **골관절염**에서 볼 수 있습니다. "X"자 다리는 반대로 외측 반월연골 손상으로 인한 외측 무릎 관절강 협착으로 발생합니다.

류마티스관절염과 같은 **만성 염증무릎관절염**이 있는 경우에는 대퇴부의 허벅지 근육(대퇴사두근)이 심하게 위축 되어 있는 경우를 종종 볼 수 있습니다.

무릎에 **삼출액**이 있는 경우에 슬개골 위쪽 물주머니가 불거져 나와 있고 심한 경우는 무릎 좌우로 불거져 나와 있습니다.

슬개골 앞쪽에만 붓고 열감이 있다면 무릎에 충격이 많은 직업인에서 잘 발생하는 **무릎앞윤활낭염**을 고려해야 합니다.

무릎 뒤쪽 오금부위에 낭성의 혹이 튀어 나와 있다면 류마티스관절염과 골관절염에 잘 동반되는 **베이커(Baker)낭종**을 생각할 수 있습니다.

다음은 환자를 침대 위에 뉘인 상태에서 무릎을 약간 구부리고 양쪽 엄지손가락으로 무릎의 내측과 외측 경계를 압박하면서 압통이 있는지 확인합니다.

활막염으로 인한 활액 유무는 손가락으로 슬개골을 눌러보아 알 수 있는데 마치 바다에 떠 있는 부표를 누르는 듯한 느낌(부표현상)을 경험 할 수 있습니다[그림9].

활액이 소량인 경우는 한 손의 손바닥으로 슬개골 상부를 누르고

다른 쪽 손의 엄지와 집게손가락으로 슬개골 내외측에서 액성 물질이 돌출하는 것을 확인하거나 한쪽 면에서 손가락으로 압박 했을 때 반대쪽에서 반동을 느끼면 활액이 있음을 알 수 있습니다.

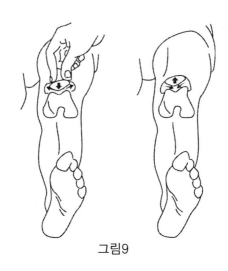

그림9

　무릎의 힘줄에 염증이 잘 생기는 부위는 무릎 관절의 내측에 3개의 힘줄이 경골에 부착하는 곳의 인접한 윤활낭에 염증이 잘 생겨 **거위 발윤활낭염**이 잘 동반되는데 무릎 관절 내측 아래 부위를 누르면 심한 통증을 호소하고 때로는 열감을 느낍니다. 과체중의 중년 또는 노년기 여성의 무릎 골관절염에 흔히 동반되는 질환입니다.

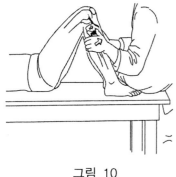

그림 10

　무릎의 측부인대 손상을 확인하기 위해 누운 자세에서 무릎을 외전 및 내전을 시키고 십자인대 손상을 확인하기 위해 무릎을 앞으로 당기거나 뒤로 미는 검사(Drawer test)를 하는데 인대 손상시 비정상적으로 움직이거나 불안정한 무릎을 볼 수 있습니다[그림10].

천장관절 검사법

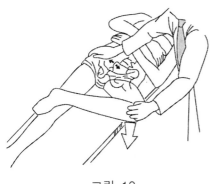

그림 12

야간이나 아침에 요통을 호소하면 **천장관절염**에 대한 검사가 필요합니다. 침대 바닥을 보고 누운 자세에서 골반 뒤쪽 상단에서부터 꼬리뼈까지 천장관절을 따라 내려가면서 양쪽 엄지손가락으로 누르면서 통증이 유발되는 부위를 확인 합니다. 아래 그림과 같이 천장관절을 이완시켜 통증을 염증이 있는 곳에 통증을 유발하는 검사(Patric 검사)가 도움이 됩니다[그림11].

17장 관절염과 대체의약

● 관절염을 치료하는 건강보조식품은 없습니다.

관절염 치료에 대한 다양한 민간요법과 한방요법, 식이요법이 수백 년 전부터 언급되어 왔습니다. 미국 유럽등과 같은 선진 국가에서도 수많은 대체의약(alternative medicine)이 실제로 이용되고 있고 미국 식품의약국(FDA)과 같은 엄격한 의약품 규제 기관의 관리대상에서 제외되어 있기 때문에 명확한 검증 없이 광범위하게 이용되고 있습니다.

최근에는 대체의약에 대해서 조금 더 객관적이고 체계적으로 연구하여 의학 교과서에도 언급되고 있습니다. 이런 대체의약이 다양하게 상품화되었고 일반인들이 쉽게 구할 수 있게 유통망을 형성하고 있습니다. 한국에도 건강보조식품으로 여러 판매망을 통해 가정 깊숙이 들어와 있습니다.

민간요법, 건강보조식품, 식이요법이 관절염 치료에 도움이 되는지에 대해 환자들이 의사들에게 빈번히 묻지만 아무도 명확하게 대답해 줄 의사는 없습니다. 신문이나 잡지 등에 소개되는 건강보조식품이 마치 관절염의 치료제로 생각하는 것은 분명히 잘못된 것 입니다. 관절염을 치료하는 대체의약(건강보조식품)이나 음식은 없습니다. 다만 염증을 완화시키고 통증을 줄여 주기 때문에 치료에 보조적으로 사용됩니다. 여기에 소개하는 내용은 외국에서 보고된 자료와 전문 교과서를 바탕으로 하였습니다.

식이 요법은 관절염 치료에 도움을 주기도 하지만 악화시키기도 합니다.

음식의 영양분이 면역계나 염증반응을 변화시켜 관절염을 완화 시킬 수도 있지만 음식 속의 단백질이 항원으로 작용하여 관절염을 악화시키는 소인이 되기도 합니다.

〈오메가-3 지방산〉

불포화 지방산인 에이코사노이드(eicosanoid)는 염증 매개에 중요한 시토카인이나 프로스타글란딘을 세포내 합성과정에 관여하기 때문에 관절염 발생과 억제에 중요한 역할을 합니다. 에이코사노이드는 염증반응을 유발하는 오메가-6 지방산과 염증을 억제하는 오메가-3 지방산에서 생성 됩니다. 오메가-3 지방산은 오메가-6 지방산을 억제함으로 염증 생성을 억제합니다.

오메가-3의 주성분인 EPA와 리놀렌산은 염증을 억제하는 프로스타글란딘 합성을 촉진하기 때문에 관절염 치료에 자주 이용되고 있습니다. 류마티스관절염에 EPA가 포함된 어유(fish oil)와 식물성 기름이 통증과 아침경직을 완화 시켜 줍니다.

한랭어류(철갑상어, 참치, 멸치, 청어, 연어, 정어리 등)에는 오메가-3 지방산인 EPA와 DHA가 많이 함유되어 있습니다. 아마씨, 청

대두, 두부, 카놀라유, 올리브유는 오메가-3 지방산인 **알파리놀렌산** (linolenic acid)을 다량 함유하고 있습니다.

α리놀렌산은 낙농유(우유, 요구르트, 치즈), 달맞이꽃종자유, 보라지유 등에 풍부히 포함되어 있습니다.

오메가-6 지방산은 γ리놀렌산(linolenic acid)를 다량 함유한 음식인 붉은 살코기, 보라지유, 대마유 등에 다량 함유되어 있습니다.

오메가-3는 항염증 작용으로 염증성 관절염, 레이노현상, 고중성지방혈증에 많은 도움이 되지만 골관절염에는 효과가 미미합니다.

〈음식 알레르기〉

특정 음식 알레르기가 류마티스 질환을 유발하고 또한 악화 시키는 사실이 관찰되었고 실험에서도 증명되고 있습니다.

우유에 대한 알레르기가 관절염과 강하게 연관되어 있는 것으로 보고 있습니다. 류마티스관절염 환자에는 우유가 관절염 증상 및 관절염 자체를 악화시키는 것을 보고한 적도 있습니다. 우유 과민반응이 척추관절염을 유발 또는 악화한다는 주장도 있습니다

알파파(alfafa)씨와 새싹이 과민반응을 유발하여 루푸스를 유발한다는 보고가 있습니다.

〈커피, 차, 술〉

류마티스관절염과 통풍과 같은 염증성 관절염 발생과 커피와의 관련성에 대한 많은 연구 결과 서로 무관하다는 결론입니다. 커피는 요산 감소 효과가 있기 때문에 통풍에 나쁘지 않습니다.

녹차는 폴리페놀 성분을 함유하고 있기 때문에 항염증 효과가 있습니다. 관절염에서 통증 감소 효과가 있기에 녹차를 권장합니다. 반면 홍차는 관절염을 악화한다는 보고가 있습니다.

술은 에탄올의 항염증 작용으로 염증 시토카인을 억제하여 관절염 발생을 억제합니다. 류마티스관절염 발생과 역관계를 보여줍니다. 반면 통풍에서는 술이 발병의 주된 원인이 되고 다양한 부작용을 초래하므로 주의가 요구 됩니다.

〈비타민, 미량원소〉

항산화제인 셀레늄(selenium), 비타민A, 비타민C, 비타민E, β 카로텐 등이 항염증, 항바이러스작용, 면역조절작용이 있는 것으로 알려져 있습니다. 류마티스관절염 환자 일부에서 셀레늄, 비타민A와 비타민E가 부족하여 이런 항산화제를 보충하였을 때 관절통과 관절 압통 감소 및 관절염 발생이 감소하였습니다.

비타민B, 비타민C가 관절염에 도움이 된다고 보고하지만 근거가 미흡합니다.

비타민D는 류마티스관절염과 루푸스의 발병과 연관은 없지만 치료 중에 잘 동반되는 골다공증 예방 목적으로 **칼슘**과 함께 보충해야 합니다. 비타민D는 주로 햇빛(자외선)을 통해서 피부에서 합성되거나 음식(달걀 노란자, 생선, 간, 우유)을 통해 흡수되지만 그 양은 미미합니다. 부족한 경우(30 mmol/L 이하)는 비타민D 보충제를 복용해야 합니다. 50세 이상 여성은 하루에 비타민D(콜레칼시페롤: 1.25dihydroxy D3) 800-1,000 IU 섭취를 권장합니다. 경구용 제제와 근육 주사가 가장 선호되는 보충 방법입니다.

신장기능장애가 있는 경우는 활성 비타민D로 전환되지 않기 때문에 활성 비타민D (칼시트리올: 25hydroxy D3) 복용을 권장합니다. 과칼슘혈증이나 신장결석이 있는 경우는 사용에 주의해야 합니다.

구리팔찌가 관절염에 이용된 것은 그리스 시대부터였고 현재도 많은 사람들이 즐겨 사용하고 있습니다. 실제 조사에서 많은 수에서 통증감소 효과를 보였지만 그에 못지않은 부작용도 있습니다.

류마티스관절염 환자에서 혈중 **아연**(zinc)이 부족하기 때문에 아연 경구공급이 시도되었지만 그 효과는 너무 미미했습니다.

〈과일 및 음식〉

오렌지 종류의 과일(밀감, 자몽)들에 함유되어 있는 항산화제 성분은 무릎 골관절염을 예방하는데 효과가 있다고 합니다. 또 비타민 C가 풍부하기 때문에 발암물질에 대한 저항력도 증가시킬 수 있습니다. 다만 면역억제제인 **사이클로스포린**이나 고혈압약을 드시는 분은 **자몽**을 조심하는 것이 좋습니다. 자몽과 약제의 상호 작용으로 약효가 떨어질 수 있기 때문입니다.

생강이 골관절염에 오래전부터 민간요법으로 이용되어 왔고 연구자들 보고에 의하면 골관절염 환자에서 통증과 부종 감소의 효과가 있음을 보고하였습니다.

〈콜라겐과 연골제제〉

제2형 콜라겐이 동물시험과 인간에게 가장 많이 연구 되었고 사용 방법에 따라서 관절염을 유발하기도하며 치료하기도 합니다. 3개월간 경구투여 후 류마티스관절염의 증상 및 관절염이 현저히 좋아짐을 보고하였습니다.

상어 연골제제가 항암효과 및 혈관생성 억제 효과를 보여서 여러 류마티스 질환에 시도되었지만 아직 효과에 대해서 신빙성 있는 보고는 없습니다.

글루코사민(glucosamin sulfate)과 **콘드로틴**(chondrotin sulfate)은 골관절염에 가장 많이 이용되는 건강보조식품 가운데 하나입니다. 실제 골관절염에서 상당한 통증감소와 압통을 감소시키는 것으로 알려졌지만 미국국립보건원(NIH)의 대규모 임상 연구 결과에서 골관절염의 통증 및 기능개선에 효과가 없는 것으로 발표하였습니다. 대부분 글루코사민과 콘드로틴 단일제제 및 복합제제로 상품화되어 있습니다. 조개나 갑각류에 알러지가 있는 경우는 사용에 주의가 요합니다.

〈퓨린음식〉

저퓨린 음식은 혈중 요산농도를 낮게 합니다. 통풍환자에서 적절한 혈중 요산(6 mg/dl)을 유지하기 위해 저퓨린 음식이 필요합니다.

100mg을 기준으로 할 때 퓨린이 적은 식품(0-15mg/100mg)은 곡물류, 빵, 달걀, 치즈, 저지방 또는 무지방 우유, 저당도의 과일류, 채소류(단 시금치, 버섯, 아스파라거스는 제외)입니다.

164

중간정도의 퓨린 음식(50-150mg/100mg)은 육류(소, 양, 돼지고기), 가금류, 생선류, 조개류, 강낭콩, 잠두류, 완두콩, 편두류, 시금치, 버섯, 아스파라거스, 단 과일쥬스, 단 음료수(스프라이트), 설탕, 소금, 알코올입니다.

고퓨린 음식(150-800mg/100mg)은 내장부위(췌장, 간, 지라, 콩팥), 육즙, 등푸른 생선(정어리, 청어, 고등어, 멸치), 술(맥주) 등 입니다.

18장 관절염과 성생활

● 관절염이 성생활에 영향을 주는가?

관절염을 앓고 있는 사람들에서 부부간의 즐거움을 주는 성행위를 포기하는 것을 쉽게 목격합니다. 관절염이 신체의 성기 부분을 직접적으로 침범하지 않기 때문에 관절염 자체로 성기능 장애를 초래하지 않습니다. 대부분은 다음과 같은 이유로 성생활에 장애를 겪게 됩니다.

- 관절염으로 인한 육체적 문제; 피로, 통증, 경직, 질 건조
- 복용 중인 약물의 부작용
- 심리적 문제; 자신에 대한 부정적 생각, 우울증
- 유대 관계 문제; 질병의 스트레스로 파트너와 갈등
- 파트너가 성관계로 고통을 겪을 것이라는 막연한 두려움

이런 문제들이 성에 대한 흥미를 감소시킬지는 모르지만 서로가 이런 문제들을 이해하고 도와준다면 건강한 성관계를 유지 할 수 있고 사랑을 표현할 수 있습니다.

신체 변화에 순응하고 자신에 대한 이미지를 회복시키십시오.

· 항상 건강한 모습을 상상하십시오.

관절염이 당신의 걷는 모습이나 생활 방법을 약간 변화시킬지라도 결코 당신 전체를 변하게 하지 않습니다. 관절염이 있는 부위를 생각하지 말고 건강한 다른 관절을 생각하십시오. 당신의 신체 중에 가장 매력이 있는 곳을 생각하고 건강한 신체를 연상하십시오.

· 현실을 인정하십시오.

자신과 상대방이 관절염을 겪기 시작 하는 순간부터 후회, 노여움, 슬픔, 비난, 우울감을 피할 수 없습니다. 이런 감정은 누구나 겪는 관절염의 또 다른 병의 경과 과정입니다. 이런 감정의 오랜 지속은 관절염 자체를 악화시킬 뿐만 아니라 성생활에 걸림돌이 됩니다. 관절염 자체를 신체 반응의 일부인 현실로 받아들이시고 인정하십시오.

· 상상력을 충분히 이용하십시오.

상대와 가장 즐거웠던 순간을 상상하고 가장 건강했을 때의 모습을 기억하면서 부드럽게 몸에 로숀 등을 바르면서 긴장을 푸십시오.

· 상대방과 긴밀한 대화를 나누십시오.

만약 당신이나 상대가 관절염에 걸리면 솔직하게 성행위가 괴로움을 주는지 즐거움을 주는지 묻고 사실대로 표현하는 것이 반드시 필요합니다. 성행위가 관절에 통증을 더하거나 괴로우면 언제든지 "No" 라고 표현해야 합니다. 상대방은 그 표현을 인정하고 방법과 자세를 바꾸어야 막연한 공포에서 벗어날 수 있습니다.

또한 당신이 심한 관절염으로 관절의 변형을 보인다면 대부분의 상대방은 당신이 성행위에 대해 완전히 흥미를 상실했을 것이라 짐작하고 접근을 하지 않습니다. 실제로는 그렇지 않다는 사실을 정확히 상대방에게 이야기해 주어야 합니다.

건강할 때보다 더 활발히 당신의 민감한 신체부위와 성행위 자세와 방법에 대해서 대화를 나누십시오. 이것이 관절염의 고통으로부터 벗어나는데 도움이 됩니다.

· 사랑하기 전에 충분히 계획을 세우십시오.

사랑 행위는 감정에 전적으로 의존하지만 만약 당신이 건강할 때와 같이 단순히 감정에만 의존한다면 좌절감과 고통의 공포에서 벗어나지 못하게 됩니다. 따라서 사랑을 표현하기 전에 최대한 계획을 세우고 준비를 한 뒤에 실행하는 것이 서로에게 즐거운 시간이 될 수 있습니다.

복용하는 약이나 면역질환(류마티스관절염, 쇼그렌증후군, 루푸스, 전신경화증)으로 질이 건조되어 있기 때문에 윤활 젤을 사용하여 질을 부드럽게 하는 것이 도움이 됩니다. 관계 전에 충분한 온탕 목욕이나 샤워가 근육과 관절을 이완시켜 주고 질병으로 인한 체취를 제거할 수 있습니다.

· 가장 통증이 없고 기분이 좋은 시간에 사랑하십시오.

류마티스관절염과 같은 염증성 관절염은 심야나 새벽에 가장 심한 통증과 경직감을 느끼고 활동이 잦은 오후나 저녁이 가장 기분이 좋은 시간입니다. 관계하는 동안 발생할지 모르는 관절통을 피하기 위해 복용 중인 진통제 양을 증량하여 먹는 것도 좋은 방법입니다.

낮 동안 활동을 최대한 줄여서 사랑하는 동안 극도의 피로를 피하
도록 하고 관절을 부드럽게 하기 위해 미리 충분히 관절범위운동
(ROM)을 하십시오.

· **관절이 가장 편안한 자세를 하십시오.**

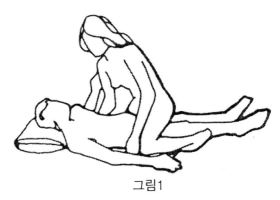

그림1

일반적인 성행위 자세는 상대방이 고관절이나 무릎, 팔에 관절염이
있는 경우에 매우 불쾌감을 주고 관절통증을 더하기 때문에 관절염이
있는 부위를 바닥에 닿게 하거나 상대방의 체중을 누르는 자세는 피
해야 합니다.

　무릎관절에 문제가 있으면 부드러운 베개를 무릎 밑에 받치도
록 하고 특히 강직척추염을 겪고 있는 남자는 남성이 쿠션이 적
은 바닥에 눕는 자세를 취하는 것이 좋습니다[그림1].

　고관절에 관절염이 있어 고관절을 자유롭게 움직일 수 없는 경우
나 무릎에 관절염이 있는 여성에서는 부드러운 베개를 허리와

　무릎아래에 두고 두 무릎을 마주 붙여서 눕는 것이 관절에 좋은
자세입니다[그림2].

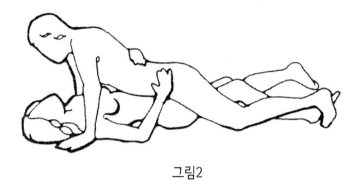

그림2

· 피임에 대해서 준비하십시오.

류마티스 질환 치료에 사용되는 대부분의 약은 태아에 유독하고 특히 **메토트렉세이트, 레플루노마이드**는 기형아를 유발할 수 있기 때문에 복용 중인 남녀 모두 특별한 주의를 해야 합니다. 메토트렉세이트를 복용하고 있는 여성은 적어도 임신 3개월 전, 남성은 임신 1개월 전에 약을 중단해야 합니다. 레플루로노마이드는 2년 전에 복용을 중단해야 합니다. **시클로포스파미드**는 난소부전을 유발하여 불임의 원인이 되므로 사용전에 충분한 인지가 필요합니다. **토파시티닙**은 임신 2개월 전에 약을 중단해야 합니다. **마이코페놀레이트모페틸**은 임신 1개월 전에 약을 중단해야 합니다.

여러 가지 피임 방법에 대해 충분한 사전 지식과 준비가 필요하고 임신을 원할 때는 담당의사와 충분히 상의한 뒤에 복용 중인 약물을 조절해야 합니다.

19장 류마티스 질환과 임신

약명	FDA임신 안전등급	태반 통과	태아독성	수유영향
아스피린	C D: 임신말기	예	동맥관조기폐쇄 폐고혈압 뇌출혈	모유로 분비 고용량 사용시 주의 요함
비스테로이드항염제 (COX-2 선택제 제외)	B:초중기 사용가능 D: 임신말기	예	동맥관조기폐쇄 폐고혈압 뇌출혈	모유로 분비 사용 가능함
부신피질 스테로이드 프레드니솔론 덱사메타손	 B :사용가능 C	 아니오 예	태아발육장애	5-20%에서 모유로 분비, 복용 4시간 뒤 수유가능
하이드록시클로로퀸	C 사용가능	예	없음	수유중 사용 가능
금제제	C	예	거의 없음	20%에서 모유로 분비:유아 간염,반점, 혈액장애
페니실라민	D	예	결체조직질환	모름
설파살라진	B D: 임신말기	예	말기에 사용시 핵황달	40-60%에서 모유로 분비 사용 가능

약명	FDA임신 안전등급	태반 통과	태아독성	수유영향
아자티오프린	D 소량은 사용가능	예	태아발육장애	모유로 분비 주의 요함
메토트렉세이트	X: 절대금기	모름	기형아	모유로 분비 절대 금기
레플루노마이드	X: 절대금기	모름	기형아	절대 금기
시클로포스파미드	D: 금기	예	기형 유발	절대 금기
사이클로스포린	C 소량은 사용 가능	예	태아발육장애	사용가능
마이코페놀레이트모페틸	D: 금기	예	기형아, 유산	절대 금기
항TNF제제	B 20주까지 사용가능	예	모름	사용 가능
토파시티닙	C 절대 금기	모름	모름	금기
콜히친	D 1mg/일 이하 사용가능	모름	태 아 염 색 체 손상	모유로 분비, 사용 가능
알로퓨리놀	C	모름		모유로 분비
와파린	X	예	기형 유발	절대 금기

참고 문헌: Ann Rheum Dis 2016;75:499-510

🔵 흔히 사용하는 류마티스 치료약과 임신의 안전성

미국식품의약국(FDA)이 정한 임신 안전 등급

A=산모에게 무해함

B=동물에게 유해할 수 있으나 인간에게 무해함

C=인간에게 무해하다고 단언할 수 없음

인간과 동물에게 충분한 유해성 연구가 부족함

D=유해함

X=임신 중 사용 금지

많은 류마티스 질환이 가임기 여성에서 잘 발생하기 때문에 류마티스 질환이 임신에 미치는 영향과 임신이 류마티스 질환에 미치는 영향에 대해서 알아야 합니다. 특히 항류마티스약제는 태아와 산모에 위험할 수 있는 것들이 많기 때문에 복용 중인 약에 대해 임신 안전 등급을 알고 있어야 합니다.

임신을 계획하거나 임신 중에 사용 가능한 류마티스 질환 치료약제는 **비스테로이드항염제(전기),** **프레드니솔론,** **하이드록시클로로퀸, 설파살라진, 아자티오프린**입니다. 항TNF제제는 임신 안전 등급이 B이지만 생물학적제제에 대한 안전성이 완전히 확보되어 있지 않기 때문에 임신 또는 수유 중에 사용에 주의해야 합니다.

● 임신과 전신홍반루푸스

임신동안 루푸스 질병 활성화에 대해서 많은 연구와 토론이 있었습니다. 그 연구 결과 임신 중에는 루푸스 활동이 증가된다는 결론입니다. 루푸스가 임신 말기와 분만 후 악화될 수 있습니다. 하지만 발병은 대개 약하고 피부와 관절을 침범하고 만약 신장을 침범 하지 않으면 임신 결과에 악 영향을 미치지 않습니다. 반드시 루푸스의 활동성이 거의 없고 잘 조절될 때 임신해야 합니다.

반수 이상에서 임신 기간 동안 산모와 태아에 별 문제가 없지만 반수에서는 태아발육장애, 미숙아, 임신 중독을 유발할 수 있습니다. 활동성 루푸스신염을 앓고 있는 환자는 산모와 태아에게 임신동안 치명적 합병증을 초래하기 때문에 임신을 하지 않는 것이 바람직합니다. 루푸스신염이 경한 경우는 완전히 치료한 후 임신 6개월 전부터 담당 의사와 충분히 상의한 후에 임신하십시오.

임신 동안에 루푸스 악화를 구별하기 힘들고 다만 임상 징후와 혈액검사 결과에 의지할 수밖에 없습니다. 연구 결과에 의하면 성호르몬인 프로락틴이 임신 중에 작용하여 루푸스를 악화시키는 것으로 알려져 있습니다.

부신피질 스테로이드가 임신 중에 루푸스 악화를 예방한다는 증거는 없기 때문에 임신동안 예방 목적으로 부신피질 스테로이드를 복용할 필요는 없습니다. 임신 중에 루푸스가 악화되면 **하이드록시클로로퀸**은 태아에게 안전하기 때문에 사용할 수 있고 그 정도에 따라서 비스테로이드항염제, 부신피질 스테로이드를 사용하면 조절 됩니다.

루푸스신염 치료제인 **시클로포스파미드**는 난소부전을 유발하기 때문에 불임의 원인이 됩니다. 31세 이상 고령 여성과 사용량이 많은 경우(15회 이상 주사)에 무월경이 잘 발생합니다. 성선자극호르몬분비유도체를 함께 사용하여 부작용을 최소화할 수 있지만 가임기 여성에게는 사용에 주의를 요합니다.

● 임신과 류마티스관절염

류마티스관절염은 약 75%에서 임신 초기에 호전되는 것을 경험할 수 있습니다. 하지만 이런 호전이 지속되는 것은 아니고 95%에서 산후 6개월 이내에 다시 재발하게 됩니다. 류마티스관절염이 임신 혹은 산모나 태아에게 악영향을 미치지는 않습니다. 류마티스관절염 치료 약물은 임신 동안이나 수유기 동안 주의 깊게 사용해야 합니다.

🔵 임신과 전신경화증

전신경화증에서 불임율이 정상인에 비해 2- 3배 높습니다. 피부경화증이 태아나 산모에게 큰 영향을 미치지 않지만 전신경화증은 여러 장기를 침범하기 때문에 임신 전에 충분한 검사와 기능을 평가 해야만 임신동안 발생할 수 있는 심장, 폐, 신장의 심각한 합병증을 예방할 수 있습니다. 전신경화증의 진행이 멈추고 질병 활성도가 없을 때 임신해야 안전합니다. 간혹 태아에게 미숙아, 태아성장장애 등이 발생합니다. 가장 심각한 문제는 임신 동안 갑자기 혈압이 상승하고 소변양이 줄어들면서 급성신부전으로 진행하여 산모와 태아에게 치명적인 콩팥위기(renal crisis)가 발생할 수 있습니다. 이때는 지체하지 말고 고혈압 치료제인 안지오텐신전환효소(ACE) 억제제를 투여해야 합니다. 임신기간 동안 다른 장기의 침범을 확인해야 하기 때문에 정기적 산전 진찰을 해야 합니다.

🔵 임신과 항인지질항체증후군

산모에서 IgG항인지질항체가 있으면 유산할 확률이 3-4배 증가하지만 산모에게는 영향을 미치지 않습니다. 처음 임신하거나 이전에 순산한 항인지질항체증후군 산모가 예방적으로 치료 받거나 피임할 필요는 없습니다. 태아성장장애와 양수부족이 유산의 임박함을 알리

는 징후입니다. 만약 루푸스나 임신 중독의 징후 없이 태아성장장애
와 혈소판 감소가 있다면 소량의 아스피린 혹은 저분자량 헤파린 피
하주사로 유산을 예방할 것을 권유합니다.

항인지질항체증후군 질병 자체는 일부에서 임신 중에 악화되지만
일부는 별 영향이 없습니다.

20장 류마티스 질환과 예방접종

유럽류마티스학회에서 류마티스 환자의 예방접종 가이드라인을 제시하였습니다.

1. 항류마티스약제와 항TNF제제를 사용하는 동안 또는 B세포제거 생물학적제제(리툭시맙)을 사용하기 전에 예방접종을 하십시오.

2. 인플루엔자 백신은 반드시 접종 하십시오.

3. 파상풍 백신은 일반인과 동일하게 접종하지만 리툭시맙 치료 후 6개월 이내 큰 상처나 오염성 상처가 생겼을 경우는 파상풍 면역글로불린 접종을 하십시오.

4. 대상포진 백신 접종을 권장합니다.

5. 인유두종바이러스 백신 접종을 선별된 환자에게 권장합니다.

계절 인플루엔자(독감) 백신 : 면역억제제, 부신피질 스테로이드, 항류마티스약제를 사용 중에도 안심하고 접종 할 수 있습니다. 리툭시맙을 사용 후 3개월 이내에 접종하면 면역반응이 미약하기 때문에 리툭시맙 사용 전이나 사용 후 6-8개월 후에 접종해야 합니다. 아바타셉은 독감 백신의 면역 반응을 현저히 감소시킵니다.

파상풍 백신 : 대부분의 류마티스 질환에 안전하게 사용할 수 있습니다. 리툭시맙을 사용 전이나 사용 후 6-8개월 후에 접종해야 합니다. 아바타셉은 치료하기 전에 접종을 권장 합니다. 매 10년마다 추가 접종합니다.

B형간염 백신 : 일반인과 동일하게 3차 접종 후 4-6주 후에 혈청 검사를 합니다. 항체가 없으면 1회 더 접종 후 1개월 뒤 혈청 검사에서 HBs Ab가 10mIU/mL이상이면 종료 합니다.

A형간염 백신: 일반인과 동일하게 6-12주 간격으로 2회 접종합니다.

홍역-유행성이하선염-풍진 백신: 생균백신이므로 면역억제제, 고용량 스테로이드, 항류마티스약제를 치료 중인 환자에서는 사용 금기입니다. 접종이 꼭 필요하면 면역억제제 사용 3-4주 전, 고용량 스테로이드 사용 중단 4주 후, 생물학적 제제 또는 항류마티스약제 중단 3개월 후에 사용할 수 있습니다.

대상포진 : 생균백신이므로 면역억제제, 고용량 스테로이드, 생물학적 제제 치료 중인 환자에게 사용 금기입니다. 생물학적 제제 사용전, 14일 이내 단기간 스테로이드 사용이나 20mg/일 이하의 프레드니솔론 또는 국소 스테로이드 주사, 저용량의 메토트랙세이트, 아자티오프린, 항류마티스약제를 사용하는 경우에는 예방접종을 권장 합니다. 접종이 필요한 경우는 면역억제제 사용 3-4주 전, 고용량 스테로이드 사용 중단 4주 후, 생물학적 제제 중단 3개월 후에 사용 할 수 있습니다.

폐렴구균 백신 : 13가 단백결합백신(PCV13)과 23가 다당백신(PPSV23)이 있습니다. PCV13은 높은 항체반응 친화도, 장기 지속 면역반응, 기억 B세포 생산으로 선호도가 높습니다.

일반인과 동일하게 접종합니다. 다만 메토트랙세이트 단독 또는 항TNF제제 혹은 리툭시맙과 병합치료시 면역 반응이 감소합니다. 리툭시맙을 사용 전이나 사용 후 6-8개월 후에 접종해야 합니다.

인유두종바이러스 백신 : 루푸스 환자는 일반인에 비해 인유두종바이러스에 감염 위험성이 훨씬 높고 자궁 경부 이형성이 많기 때문에 인유두종바이러스 예방접종이 필요하다. 특히 11-14세 여성 루푸스 소아에게 접종을 권장 합니다. 26세까지도 사용이 가능합니다.

	사균백신			재조합백신	생균백신
	폐렴구균	독감	간염	인유두종바이러스	대상포진
항류마티스약제 단독치료 전 또는 중간	O	O	O	O	O
항류마티스약제 복합치료 전 또는 중간	O	O	O	O	O
항TNF제제 치료 전	O	O	O	O	O
항TNF제제 치료 중간	O	O	O	O	X
비TNF생물학적 제제 치료 전	O	O	O	O	O
비TNF생물학적 제제 치료 중간	O	O	O	O	X

o: 권장, X: 금기

출처: Arthritis Rheumatol 2016;68:1-26

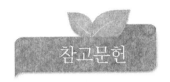

1. 류마티스학. 대한류마티스학회

2. 류마티스학 의학용어집. 대한류마티스학회

2. Kelly's Textbook of Rheumatology.

3. John H. Klippel. Primer on the Rheumatic Diseases.

4. Lorigk, Fries JF. The Arthritis Helpbook

5. Hoppenfeld S. Physical examination of the Spine and
   Extremities

류마티스 전문의가 만든 쉽게 이해하고 치료하는 류마티스

2002년	09월	일 초 판
2002년	09월	일 발 행
2016년	06월	일 재 판

발 행 처 : 이충원뉴마내과의원
(Busan Rheumatism Clinic)

인 쇄 처 : 우주문화사 ㈜Cosmodesign
TEL.(051)464-8500